RÉPERTOIRE ALPHABÉTIQUE

DES MALADIES, INFIRMITÉS

OU VICES DE CONFORMATION

QUI RENDENT IMPROPRE AU SERVICE MILITAIRE

NANCY. — IMP. BERGER-LEVRAULT ET Cⁱᵉ.

RÉPERTOIRE ALPHABÉTIQUE

DES

MALADIES, INFIRMITÉS

OU

VICES DE CONFORMATION

QUI RENDENT IMPROPRE AU SERVICE MILITAIRE

(INSTRUCTION DU 27 FÉVRIER 1877)

PAR

A. PÉRAQUI

CHEF DE DIVISION A LA PRÉFECTURE DE LA CHARENTE

PARIS

BERGER-LEVRAULT ET Cie, LIBRAIRES-ÉDITEURS

5, rue des Beaux-Arts

MÊME MAISON A NANCY

1888

OBSERVATIONS PRÉLIMINAIRES

Le service militaire exige des sujets qui entrent ou qui se trouvent dans l'armée des conditions d'aptitude intéressant à la fois la population et l'État.

Les militaires doivent être sains et vigoureux, non seulement pour exécuter les exercices et les travaux qui leur sont imposés et résister aux fatigues qui en résultent, mais encore afin de puiser dans le sentiment de la force organique l'énergie nécessaire pour lutter contre les intempéries, supporter les privations, braver les obstacles et les périls, s'habituer à toutes les vicissitudes auxquelles expose le métier des armes en temps de guerre et même en temps de paix.

C'est donc, sous tous les rapports, chose très grave que le choix des hommes à admettre dans les rangs de l'armée; et les médecins appelés par la loi à concourir à ce choix, comme experts, doivent se pénétrer de la responsabilité qu'ils partagent avec les conseils de révision et les autorités militaires. La probité la plus sévère et le sentiment de l'humanité doivent être ici, comme partout, les mobiles de leur conduite; mais ces deux qualités ne suffiraient pas si elles n'étaient dirigées par un savoir solide, fruit de

l'étude et de l'expérience. En effet, si certaines infirmités sont assez visibles et assez facilement appréciables pour que chacun puisse, sans hésitation, se
prononcer sur leur nature, d'autres sont liées à des
altérations intimes et voilées qu'un praticien instruit,
exercé, attentif, peut seul discerner et juger. Celles-
ci, siégeant souvent dans les organes essentiels à la
vie, sont ordinairement les plus graves et mettent le
sujet dans l'impossibilité de faire un bon service ;
elles nécessitent de fréquents séjours dans les hôpitaux ; elles empirent souvent, par l'effet de circonstances défavorables dans lesquelles le soldat se trouve
placé, et le font succomber avant le temps. Le jugement, dans ce cas, dépend en grande partie de la
sagacité du médecin, et l'autorité de ce jugement, de
la confiance que le médecin inspire.

La gravité de cette situation, où l'homme de l'art
intervient dans l'un des grands intérêts de la société,
a déterminé à appeler, par la présente instruction,
l'attention et les méditations des médecins sur les
devoirs qu'elle impose et sur les difficultés qui l'en-
tourent.

Ces difficultés se rapportent à deux points, savoir:
1° à l'obscurité qui enveloppe souvent le diagnostic
médical, et contre laquelle il n'y a de remède que
dans le savoir et l'expérience ; 2° aux fraudes auxquelles on est exposé de la part des sujets examinés.

Les individus soumis à cet examen peuvent chercher à se soustraire au service, et, dans ce but, ils
allèguent quelque infirmité ; ou, au contraire, inté-
ressés à se faire admettre ou maintenir sous les dra-

peaux, ils taisent ou dissimulent les imperfections ou les maladies qui pourraient motiver leur exclusion.

Dans la première catégorie se trouvent les jeunes gens appelés par la loi ; dans la seconde, les hommes qui se présentent pour servir sous les différents titres d'engagés volontaires ou sous le titre de rengagés.

Les maladies, les infirmités ou les vices de conformation incompatibles avec le service militaire peuvent entraîner :

1° *Pour les sujets non encore incorporés :*

1° L'inaptitude absolue d'où résulte *l'exemption définitive ;* 2° l'inaptitude temporaire pour défaut de taille ou faiblesse de constitution, motivant *l'ajournement à un nouvel examen ;* 3° l'inaptitude au service actif ou armé, déterminant le *classement dans le service auxiliaire* [1] ;

2° *Pour les hommes qui sont sous les drapeaux,* l'impossibilité absolue de servir donnant lieu à la *réforme* ou à la *retraite.*

La qualité sous laquelle se présente un jeune homme pour être admis dans l'armée, appelé, engagé

---

1. Art. 16. Sont exemptés du service militaire, les jeunes gens que leurs infirmités rendent impropres à tout service actif ou auxiliaire dans l'armée.

Art. 18. Peuvent être ajournés deux années de suite à un nouvel examen les jeunes gens qui, au moment de la réunion du conseil de révision, n'ont pas la taille de $1^m,54$, ou sont reconnus d'une complexion trop faible pour un service armé. Après l'examen définitif, ils sont classés, et ceux de ces jeunes gens reconnus propres, soit au service armé, soit à un service auxiliaire, sont soumis, selon la catégorie dans laquelle ils sont placés, à toutes les obligations de la classe à laquelle ils appartiennent.

Art. 28, § 3°. Dans les cas d'exemption pour infirmités, le conseil ne prononce qu'après avoir entendu le médecin qui assiste au conseil. (Loi du 27 juillet 1872.)

volontaire ou rengagé, donne au médecin un élément précieux d'appréciation, puisqu'il sait que si, chez le premier, il doit surtout déjouer la simulation, il doit, au contraire, s'attacher principalement, chez les derniers, à découvrir les affections dissimulées.

Quelle que soit, du reste, la position des individus soumis à son examen, le médecin, également en garde contre toute espèce d'omission ou de fraude, doit rechercher : 1° s'il n'existe pas d'infirmité dont le sujet ignorerait lui-même l'existence ou la gravité ; qu'il passerait sciemment sous silence ; ou qu'il dissimulerait artificieusement ; 2° si l'infirmité alléguée existe réellement ou si elle est feinte. Dans ce dernier cas, après avoir constaté la simulation, on ne devrait pas moins procéder à un examen complet et rigoureux, car l'imposteur pourrait, à son insu, présenter un véritable motif d'incapacité. L'infirmité existant, il reste à établir si, par son essence ou sa gravité, elle rend inhabile au service militaire ; et subsidiairement, lorsqu'il y a inaptitude, si l'infirmité n'a pas été provoquée à dessein. Dans cette dernière conjoncture, le médecin doit redoubler de prudence et à la fois de fermeté pour éviter de tomber dans l'un ou l'autre de ces deux écueils, savoir : d'exposer un innocent à des poursuites judiciaires[1], ou de faire prononcer l'exemption ou la réforme d'un sujet qui aurait, au contraire, encouru les sévérités de la loi.

Indépendamment de l'ajournement à un an d'un nouvel examen des sujets trop petits ou trop faibles

---

1. Art. 63 de la loi du 27 juillet 1872.

pour être admis immédiatement au service, le conseil a la faculté de renvoyer à la fin et avant la clôture
de ses opérations l'examen des sujets atteints de
maladies aiguës internes ou externes, d'accidents
généraux de la syphilis et de toutes les affections
dont la guérison est possible dans le laps de temps
indiqué.

Devant les conseils de révision, dont les opérations
sont rapides, il n'est pas toujours possible d'établir,
séance tenante, soit le diagnostic de telle maladie,
soit le pronostic de telle autre. Dans les cas douteux,
le médecin fera bien d'engager le conseil à user du
droit de délai dont il jouit, pour se procurer les docu-
ments de l'enquête qui serait reconnue nécessaire, et
à suspendre son jugement jusqu'à complet informé.

Le même individu peut offrir à la fois plusieurs
maladies ou infirmités. Chacune d'elles, prise isolément, peut être compatible avec les exigences du
service militaire ; tandis que, réunies, elles constituent un ensemble motivant l'inaptitude. Les cas de
cette nature réclament de la part du médecin autant
d'attention que d'expérience.

Tous les corps de l'armée ne nécessitent pas les
mêmes conditions d'aptitude physique, et certaines
irrégularités de conformation sont compatibles avec
les obligations du service dans une arme plutôt que
dans une autre. C'est l'autorité militaire qui répartit
les sujets dans les corps suivant l'aptitude qu'elle
leur reconnaît au service de l'infanterie, de la cava-
lerie, etc. ; quant au médecin, dont l'avis peut être
demandé, il ne doit pas s'écarter de ce principe que

l'admission définitive ne s'applique qu'à l'aptitude réelle et constatée au service militaire.

A côté du *service actif ou armé* se place le *service auxiliaire* pour lequel sont désignés les sujets qui, en raison de certaines défectuosités, ne sont pas aptes au service de guerre proprement dit, mais qui, néanmoins, peuvent être utilement employés dans un service sédentaire (bureaux, ateliers, arsenaux, magasins, etc.).

Le classement des sujets dans cette catégorie est d'autant plus délicat que le nombre des jeunes gens susceptibles d'y être rangés pourrait être considérable, si le médecin perdait de vue que ces jeunes gens doivent présenter des conditions physiques permettant de les utiliser.

CONSIDÉRATIONS GÉNÉRALES SUR LES MALADIES SIMULÉES PROVOQUÉES ET DISSIMULÉES.

On entend par *maladie simulée* un ensemble de symptômes déterminés par des moyens artificiels pour faire croire à une maladie qui n'existe pas. La *maladie provoquée* existe véritablement, mais elle résulte de manœuvres volontaires. La *maladie dissimulée* existe également, mais elle est cachée par le sujet qui a quelque intérêt à ne pas la faire connaître.

Le médecin militaire doit toujours se tenir en garde contre la *simulation* de la part des *appelés* soumis à son examen devant les conseils de révision, et même des hommes sous les drapeaux qui cherchent ou à s'exempter d'un service ou à obtenir leur réforme.

Dans la visite des *engagés* et des *rengagés,* l'attention du médecin sera sans cesse éveillée par la possibilité de *dissimulation* d'états incompatibles avec le service militaire.

Les règles suivantes peuvent guider le médecin dans l'appréciation des *maladies simulées:*

Une maladie ou une infirmité étant accusée par un *appelé* ou par un soldat, le médecin doit, avant tout, s'assurer si elle est de nature à être simulée : c'est le point de départ obligé de tout examen ultérieur. Il fondera ses présomptions sur les rapports qui peuvent exister entre la maladie supposée et les conditions physiologiques, les occupations habituelles, l'habitation du sujet examiné ; il dirigera ses interrogations et ses explorations dans le même sens.

Les *maladies provoquées* présentent rarement des signes qui puissent indiquer leur origine. Elles ne peuvent, en général, être reconnues que lorsqu'elles sont récentes : dans les cas douteux, le médecin rapprochera les caractères qu'elles présentent de l'état général du sujet, de ses conditions habituelles d'existence et des motifs qui ont pu déterminer ses actes.

Les *maladies dissimulées* peuvent échapper à l'examen le plus attentif; telles sont notamment les maladies internes qui n'ont pas entraîné de désordres généraux et que rien ne peut faire soupçonner ; les affections intermittentes, lorsque le médecin n'assiste point à l'un des accès.

Les organes des sens doivent être scrupuleusement examinés dans leurs expressions fonctionnelles.

L'auscultation et la percussion seront employées lorsqu'il existera le plus léger doute sur le bon état des organes splanchniques. Enfin le médecin examinera avec soin toutes les ouvertures naturelles, qui sont le siège fréquent de maladies faciles à dissimuler.

MODES D'EXPLORATION.

L'examen de l'individu soumis à la visite comprend deux opérations distinctes :

L'homme se présente entièrement nu et subit déjà un premier examen en s'avançant vers le médecin ; on le fait placer debout, les pieds sur un tapis ou sur une natte, les talons rapprochés, les bras pendants sur les côtés du corps, les mains étalées et la paume dirigée en avant. On jette alors sur tout l'individu un regard d'ensemble qui fait apercevoir et juger d'emblée les grands vices de conformation, et ceux qui ne peuvent permettre aucun doute sur l'inaptitude au service.

On passe ensuite successivement à l'examen particulier et détaillé des différentes régions du corps, en commençant par la tête, et en procédant, dans chaque région, de l'extérieur à l'intérieur. On interroge, par tous les moyens d'investigation, chaque organe, dans le but de s'assurer : 1° si rien ne porte obstacle à la liberté et à la plénitude des actes nécessaires à la profession des armes ; 2° si aucune partie ne doit souffrir du port des vêtements, de l'armure et de l'équipement; 3° si, par suite de faiblesse, de disposition morbide ou de maladie existante, la santé et même la vie du sujet ne seraient pas compromises par quelqu'une des circonstances inhérentes à la carrière militaire; 4° enfin si quelque infirmité, sans gêner l'exercice des fonctions, est de nature à exciter le dégoût et, par là même, incompatible avec la vie en commun des soldats.

On a proposé l'emploi des *anesthésiques* pour reconnaître la simulation de certaines maladies. Tout en appréciant l'importance de ce moyen de diagnostic, les dangers qui y sont inhérents en interdisent l'usage devant les conseils de révision. On ne doit recourir qu'à des moyens d'exploration sans inconvénients, tels que l'*ophthalmoscope*, le *laryngoscope*, le *stéthoscope*, le *speculum auris* ou *ani*, les *sondes* et *algalies,* etc.

EXAMEN DES MILITAIRES
PROPOSÉS POUR LA RÉFORME, LA NON-ACTIVITÉ, LA RETRAITE ET L'ADMISSION AUX INVALIDES.

Réforme.

L'homme reconnu apte au service militaire par le conseil de révision appartient définitivement à l'armée, et ne peut en sortir, avant l'expiration du temps qu'il doit rester sous les drapeaux, que pour cause de maladies ou d'infirmités, avec un congé de réforme ou une pension de retraite.

Depuis la visite du conseil de révision jusqu'à la mise en activité des contingents, des affections primitivement légères pouvant s'aggraver, d'autres se développer et nécessiter un sursis de départ ou l'entrée à l'hôpital ou la réforme, les jeunes soldats sont examinés avant leur mise en route, et ceux qui sont jugés ne pas avoir l'aptitude physique désirable sont renvoyés devant une commission spéciale, qui décide s'ils doivent être rayés de l'armée.

A leur arrivée au corps, ils subissent une nouvelle visite, et ceux qui sont reconnus impropres au service sont proposés pour la réforme. Les hommes qui ont des infirmités ou des affections qui paraissent exagérées, provoquées ou simulées, sont présentés ultérieurement devant la commission spéciale de réforme, si leurs infirmités sont reconnues réelles et paraissent incompatibles avec le service militaire.

Ce double contrôle offre une garantie également utile pour les soldats auxquels il serait injuste d'imposer des obligations qu'ils ne pourraient pas convenablement remplir, et pour l'État, qui, après avoir entretenu à ses frais ces militaires pendant un certain temps, se trouverait privé de leurs services. Les médecins doivent donc procéder à ces opérations en y apportant le plus grand soin.

S'il convient qu'ils se mettent en garde contre l'exagération et la simulation, il est important qu'ils ne précipitent pas leur jugement et qu'ils ne se prononcent pas tant qu'il reste du doute dans leur esprit. Cet examen n'ayant pas besoin d'être aussi rapide que celui qui a lieu devant le conseil de révision, on a tout le temps nécessaire pour observer les malades et mettre à découvert la supercherie et la fraude.

Les maladies, blessures et infirmités n'entraînent la réforme que si elles mettent hors d'état de faire un service actif dans l'armée et qu'elles ont résisté à tout traitement.

Lorsque la réforme est prononcée, soit pour blessures reçues dans un service commandé, soit pour infirmités contractées dans les armées de terre ou de mer, soit enfin pour infirmités existant avant l'incorporation, mais ayant ultérieurement acquis, *en raison des fatigues du service,* un développement entraînant l'incapacité de servir, il est délivré un congé de réforme n° 1.

Le congé n° 2 est donné dans les cas où la réforme a été prononcée, soit pour blessures reçues hors du service, soit pour des infirmités contractées hors des armées de terre et de mer ou antérieures à l'incorporation (Instr. du 6 novembre 1875).

Les médecins chargés d'assister la commission spéciale de réforme ont donc à examiner la nature et la gravité des maladies ou infirmités, leur origine, leur développement, et, après avoir constaté si elles rendent impropre au service militaire, ils doivent spécifier, dans le cas où elles seraient antérieures à l'incorporation, si elles ont été aggravées par les fatigues du service. Ils ne doivent pas oublier qu'il y a des prédispositions morbides qui sont le point de départ d'affections plus ou moins graves, telles que : la phthisie, l'emphysème pulmonaire, les hernies, etc., qui, bien que se développant pendant que les hommes sont sous les drapeaux, ne peuvent être attribuées au service militaire. Toutefois il faut tenir compte, dans ce cas, de la durée des services et des circonstances particulières qui ont pu contribuer dans une certaine mesure à accélérer l'évolution de la maladie.

Toutes les maladies ou infirmités qui confèrent l'exemption du service militaire n'imposent pas la réforme. On comprend qu'on soit plus sévère pour les conditions d'aptitude physique présentées par les jeunes gens qui ne font pas encore partie de l'armée que pour ceux qui sont incorporés, et que l'État a intérêt à conserver, en raison des dépenses qui ont été faites pour eux et de l'instruction militaire qu'ils ont acquise. La réforme commande une grande réserve, et l'on ne doit la provoquer qu'après avoir épuisé toutes les ressources de l'art et avoir reconnu que le militaire est dans l'impossibilité de servir. Mais si l'État a intérêt à ne pas se dessaisir d'un homme qui est façonné à la discipline, exercé aux détails du service, tant que cet homme peut lui être utile et conserve assez de vigueur pour accomplir toutes les obligations du service, il n'en a plus aucun à maintenir dans l'armée des sujets incapables de rendre aucun service, qui encombrent les hôpitaux et grèvent le budget. Toutes les fois qu'une maladie n'est pas susceptible d'une guérison complète, qu'elle ne peut que s'aggraver sous l'influence des fatigues auxquelles expose le service militaire, et qu'elle rend impropre au service, on ne doit pas hésiter à demander le renvoi définitif de l'homme qui en est atteint. C'est ainsi que, pour la phthisie, il ne faut pas attendre que cette affection soit arrivée à la période ultime pour provoquer la réforme. Rendus à la vie civile, ces malades y trouvent souvent une existence plus douce que dans la vie militaire et peuvent se livrer à des occupations en rapport avec leur santé et les exposant moins à l'aggravation de leur affection. Cependant, si les militaires n'ont pas de ressources ou pas de familles pour les accueillir, il est équitable de chercher, dans la limite possible, à améliorer leur état physique avant de prononcer leur radiation des contrôles de l'armée.

Gratification renouvelable.

Le congé de réforme n° 1 entraîne souvent avec lui, mais non d'une manière absolue, la *gratification renouvelable,* qui doit être justifiée par un droit bien déterminé.

Elle peut être accordée aux sous-officiers, caporaux et soldats réformés pour blessures ou infirmités contractées au service, dont la gravité ne donne pas droit à la pension de retraite, mais qui occasionne une diminution temporaire ou définitive de la faculté de travailler (Déc. imp. du 3 janvier 1857).

Tous les deux ans, les militaires qui reçoivent la gratification renouvelable sont astreints à faire constater leur état physique. Les médecins établissent des certificats dans lesquels ils consignent le résultat de leur visite et leur opinion sur le maintien ou le retrait de la gratification.

La gratification est continuée tant que persiste la

difficulté de se livrer au travail par suite des blessures ou infirmités qui ont motivé la réforme. En cas
d'aggravation de ces blessures ou infirmités, les militaires peuvent faire valoir leurs titres à la pension
de retraite (Décret du 20 août 1864).

Gratification temporaire.

Une décision présidentielle en date du 30 octobre
1852 attribue aux militaires de la *gendarmerie* réformés pour cause d'infirmités ou blessures provenant du service militaire, et sans avoir droit à une
pension, une *gratification temporaire* égale aux deux
tiers du minimum de la retraite de leur grade, et
dont le paiement est répété pendant un nombre d'années égal à la moitié de la durée de leurs services. A
l'expiration de la gratification temporaire, ils peuvent
être admis à recevoir une gratification renouvelable
ou des secours éventuels.

Le conseil de santé étant appelé à donner son avis
sur les propositions pour les gratifications renouve-
lables et temporaires, il est indispensable que les
certificats de visite et de contre-visite soient rédigés
de manière à donner une idée exacte des blessures
ou infirmités, et renferment des détails circonstan-
ciés sur leur nature, leur gravité et les *troubles fonctionnels* qui en sont la conséquence.

Non-activité pour infirmités temporaires et réforme pour les officiers.

Les officiers atteints d'infirmités peuvent être mis

soit en non-activité, soit en réforme (Loi sur l'état des officiers, du 19 mai 1834).

Lorsqu'un officier ayant moins de trente ans de service se trouve hors d'état, par suite de maladie, de continuer son service, il est proposé pour la mise en *non-activité pour infirmités temporaires*. Les médecins, appelés à faire les certificats de visite et de contre-visite, doivent constater que la maladie ou infirmité dont est atteint l'officier n'est pas incurable, mais qu'elle exigera plus de six mois consécutifs de traitement ou de convalescence (Dépêche ministérielle du 20 janvier 1877).

La *réforme* est prononcée pour les officiers qui, n'ayant pas 30 ans de service, sont affectés d'infirmités incurables qui ne se rattachent pas au service militaire et n'ouvrent pas le droit à la pension de retraite (Loi du 19 mai 1854, art. 11).

Les médecins doivent inscrire dans leurs certificats que l'affection est incurable, et qu'il en résulte l'impossibilité non seulement de rester en activité, mais encore d'y rentrer ultérieurement (Ordonn. du 2 juillet 1831).

La mission des médecins qui sont appelés à donner leur avis sur la situation d'un officier malade est délicate et souvent très difficile. Ils devront être prudents et examiner très attentivement le malade, s'entourer de tous les renseignements qui peuvent les éclairer sur la marche et la gravité de son affection, sur ses suites, et ne pas se hâter de prononcer l'incurabilité, s'il existe quelques chances de guérison. Souvent le repos, une existence nouvelle, une médication non encore essayée, modifient l'évolution de la maladie et amènent un changement favorable sur lequel on n'avait pas compté. Si, après le temps passé en non-activité, l'officier n'a pas obtenu d'amélioration, on est alors autorisé à conclure à l'incurabilité, qui entraîne sa radiation définitive de l'armée.

Lors du rappel à l'activité d'un officier malade, les médecins doivent toujours consulter les certificats qui ont été établis pour la demande de la non-activité. Ils jugent si la maladie qui a entraîné la mise de l'officier en non-activité est guérie ou suffisamment modifiée pour qu'il puisse reprendre une vie active. S'il reste des doutes dans leur esprit, l'officier pourra être mis en observation dans un hôpital militaire (Circ. du 16 déc. 1837).

Retraite.

D'après la loi du 11 avril 1831, les blessures ou infirmités ouvrent un droit à la pension de retraite, lorsqu'elles sont graves et incurables et qu'elles proviennent d'événements de guerre ou d'accidents éprouvés dans un service commandé ou des fatigues ou dangers du service militaire (art. 12). Ce droit est immédiat dans les cas de cécité, d'amputation ou de perte absolue de l'usage d'un ou de plusieurs membres (art. 13).

Dans les cas moins graves, elles ne donnent lieu à la pension que sous les conditions suivantes : 1° pour l'officier, si elles le mettent hors d'état de rester en activité et lui ôtent la possibilité d'y rentrer ultérieurement ; 2° pour le sous-officier, caporal, brigadier et soldat, si elles le mettent hors d'état de servir et de pourvoir à sa subsistance (art. 14).

Une ordonnance royale du 2 juillet 1831, déterminant les règles à suivre pour la justification des droits des militaires à la pension de retraite pour blessures ou infirmités, établit : 1° qu'il sera fourni un certificat d'*incurabilité* par le médecin en chef d'un hôpital (art. 3) ; 2° qu'il sera procédé, en présence du conseil d'administration et du sous-intendant militaire, à *un examen* des blessures ou infirmités par des médecins désignés par l'officier général commandant la brigade ou la subdivision (art. 10) ; 3° qu'il sera procédé à la *vérification* des causes qui motivent la demande, par d'autres médecins choisis par l'inspecteur général en présence duquel se fera cette opération (art. 13).

Une instruction du conseil de santé, du 6 janvier 1841, qui complète, au point de vue médical, la circulaire du 20 septembre 1831, relative aux règles à suivre dans l'application de la loi sur les pensions et de l'ordonnance du 2 juillet 1831, renferme un tableau des maladies ou infirmités qui donnent droit à la pension de retraite, avec indication du degré de l'échelle de gravité auquel peut être assimilée chaque lésion ou infirmité.

Ce cadre, bien qu'incomplet et qu'il est inutile de reproduire ici, est le guide qui doit diriger les médecins dans l'appréciation de la gravité des infirmités ou blessures et des droits qu'elles confèrent aux sujets qui sont soumis à leur examen.

Il faut que les médecins se pénètrent, au point de

vue médical, des intentions du législateur, qu'ils examinent si les blessures ou infirmités sont graves et incurables, si elles ont pu être déterminées par les causes inscrites dans le certificat d'origine, si elles ne se sont pas développées en vertu d'une prédisposition individuelle ou par suite de circonstances indépendantes du service militaire ; qu'ils s'informent des antécédents du postulant, de son état de santé, de sa profession avant son entrée au service ; qu'ils jugent si la maladie ou l'infirmité dont il est atteint le met dans l'impossibilité d'exercer la même profession ou une profession analogue assez librement pour pourvoir à sa subsistance. Leurs certificats établis avec soin doivent renfermer le détail précis et complet des infirmités ou blessures et des troubles fonctionnels qu'elles entraînent. Dans leurs conclusions, ils indiquent, en se servant des termes de la loi, si elles sont graves et incurables, si elles se rapportent à la cause énoncée dans le certificat d'origine, si elles mettent la personne dans l'impossibilité, pour un sous-officier ou soldat, de pourvoir à sa subsistance, pour un officier, de rester en activité et de rentrer ultérieurement dans l'armée ; ils terminent en spécifiant formellement à quel degré de l'échelle de gravité se rapportent les blessures ou infirmités.

Les cas de gravité prévus par la loi à l'égard des blessures ou infirmités susceptibles d'ouvrir un droit immédiat ou relatif à une pension militaire de retraite sont au nombre de six, savoir :

La cécité ou la perte totale et irrémédiable de la vue .   1ʳᵉ classe.

L'amputation	de deux membres	2ᵉ classe.
	d'un membre	3ᵉ —
La perte absolue de l'usage.	de deux membres	4ᵉ —
	d'un membre	5ᵉ —
Les cas de blessures ou infirmités moins graves qui mettent.	l'officier hors d'état de rester en activité, et d'y rentrer ultérieurement; le sous-officier, caporal, brigadier ou soldat, hors d'état de servir et de pourvoir à sa subsistance.	6ᵉ —

La loi rejette du droit à la pension de retraite :

L'officier hors d'état de rester actuellement en activité, sans être hors d'état d'y rentrer ultérieurement ;

Le sous-officier, caporal et soldat hors d'état de servir, sans être hors d'état de pourvoir à sa subsistance.

Admission aux Invalides.

L'admission à l'Hôtel des Invalides est accordée aux militaires qui sont en possession d'une pension de retraite et qui remplissent en outre l'une des conditions suivantes :

1° Être amputé ou aveugle ;

2° Être pensionné pour ancienneté de service et âgé de soixante ans révolus ;

3° Être atteint d'infirmités équivalentes à la perte absolue de l'usage d'un membre au moins, ou avoir soixante-dix ans accomplis.

La même disposition est applicable aux officiers jouissant, en vertu de la loi du 19 mai 1834, d'une pension de réforme, pourvu toutefois qu'ils n'aient pas été écartés de l'armée par mesure de discipline.

Les médecins qui interviennent dans les cas où les militaires font valoir des infirmités ou des blessures pour être admis à l'Hôtel des Invalides doivent apprécier le degré de gravité de ces blessures et de ces infirmités avec le plus grand soin, ne pas perdre de vue qu'en dehors de la condition d'âge, un état réel d'*invalidité* peut seul justifier l'entrée dans cet établissement, et faire connaître dans leurs certificats de visite et de contre-visite si les infirmités ou blessures sont équivalentes à la perte absolue de l'usage d'un membre.

NOTA. — Les numéros portés à la fin de chacun des articles indiquent les paragraphes de l'instruction du 27 février 1877 d'où ils sont extraits ou dont ils sont la reproduction.

La lettre A qui précède quelquefois le numéro indique que l'article est extrait de l'instruction afférente au *service auxiliaire*.

A

ABCÈS. — **1**. Les engorgements et les *abcès ganglion-naires,* les ulcérations et les cicatrices difformes, qui sont des manifestations de la scrofule, motivent l'*exemption* lorsque leur caractère scrofuleux est bien démontré et que l'étendue et la fragilité des cicatrices sont considé-rables. (N° 191.)

2. Les *abcès aigus* ne sont pas une cause d'exemption.

Les *abcès froids,* sans se rattacher d'une manière ab-solue à la diathèse scrofuleuse, sont presque toujours la manifestation d'une altération de la constitution qui mo-tive l'*exemption*. Ils déterminent souvent des trajets fis-tuleux et des décollements qui se guérissent difficilement et rendent incapables de servir.

Les *abcès ossifluents* ou *par congestion* entraînent l'*exemption* et la *réforme*. (N° 35.)

3. Les pharyngites chronique et granuleuse, affections gênantes et rebelles, prennent rang parmi les causes d'*exemption* et peuvent entraîner la *réforme*. Il en est de même des *abcès rétro-pharyngiens,* le plus souvent symptomatiques de lésions du rachis. Toutefois, il faut faire une réserve au point de vue de la *réforme* pour les *abcès idiopathiques,* qui offrent moins de gravité. (N° 206.)

4. Les *abcès* des reins déterminent l'*incapacité* de servir. (N° 269.)

5. Les *abcès par congestion* sont *incompatibles* avec la vie militaire. (N° 248.)

6. Les *abcès* du périnée déterminés par une lésion des voies urinaires ou symptomatiques de lésions osseuses, entraînent l'*exemption* et quelquefois la *réforme.* (N° 258.)

7. Les abcès, l'hypertrophie de la *prostate,* les calculs prostatiques, affections rares chez les jeunes gens, déterminent l'*exemption* et quelquefois la *réforme,* si l'on ne peut en obtenir la guérison. (N° 283.)

8. *Abcès du scrotum.* — *V. Scrotum,* page 124.

9. Les phlegmons et *abcès de la fosse iliaque,* quelle qu'en soit l'origine, nécessitent l'*exemption ;* la *réforme* n'est prononcée qu'en cas d'incurabilité. (N° 255.)

10. *Abcès de la rate.* — *V. Foie,* page 60.

ABDOMEN. — Le ventre doit être souple, médiocrement développé ; ses parois doivent avoir de l'élasticité dans tous leurs points et le degré de résistance nécessaire pour réagir contre la pression des viscères. Le médecin, afin de s'assurer de l'intégrité des organes internes, doit constater qu'il n'existe aucune induration, aucune tumeur dans la cavité abdominale.

ABSENCE DU PÉNIS. — *V. Pénis,* page 106.

ACHORION. — Le favus ou teigne faveuse (*achorion*) présentant des croûtes sèches, de couleur jaunâtre, en forme de godets, et une altération des cheveux, qui sont rares, grêles, cassants, lanugineux, et dont l'atrophie des follicules pileux détermine la chute, est une cause d'*exemption*. (N°s 62 et 64.)

ACNÉ. — **1.** L'*acné rosacea* ou couperose, dont le développement est assez grand pour donner à la physionomie un aspect repoussant, rend *impropre* au service militaire. (N° 22.)

2. Le nez est le siège principal, souvent même le point de départ de cette affection qui, de là, s'étend presque toujours sur les autres parties du visage et y produit des altérations plus ou moins graves. La résistance que cette affection oppose souvent aux moyens thérapeutiques, et la fréquence des récidives, en font un des motifs les plus légitimes d'*exemption* et de *réforme*. (N° 162.)

ACUITÉ VISUELLE. — L'examen des yeux exige que le sujet, placé en face de l'observateur, ait le visage bien éclairé. On doit recourir à l'éclairage oblique pour les lésions de l'hémisphère antérieur de l'œil : opacités de la cornée, du cristallin, exsudats de la pupille, qu'on n'apprécie pas bien à l'œil nu. Les altérations plus profondes nécessitent l'emploi de l'ophtalmoscope. Pour déterminer le degré des troubles de réfraction, on se servira de l'optomètre. Les médecins familiarisés avec l'ophtalmoscope pourront, s'ils le préfèrent, recourir à cet instrument, qui permet également de déterminer les anomalies de réfraction d'une manière précise. Ces méthodes d'exploration donnent non seulement des résultats exacts, mais elles ont, en outre, l'avantage de ne pas laisser autant de prise à la fraude que l'examen avec les verres correcteurs.

L'*acuité de la vision* doit toujours être appréciée avec l'échelle typographique, dont les tableaux seront fixés à hauteur d'homme, sur un des murs de la salle des séances, de manière à être bien éclairés.

L'exploration de la pupille, de l'appareil cristallinien et du corps vitré nécessite la dilatation préalable de la pupille avec l'atropine.

L'examen avec l'éclairage oblique et avec l'ophtalmoscope, qui exige un cabinet spécial et demande un certain temps, ne sera fait qu'à la fin de chaque séance, et, dans les cas où le local manquerait, l'examen aura lieu au chef-lieu de département avant la clôture des opérations du conseil de révision.

On doit toujours s'assurer de l'état de la vision de chaque œil. Lorsqu'un sujet se plaint d'affaiblissement de la vue, le médecin commence par mesurer l'acuité de la vision de loin et de près, à l'aide de l'échelle typographique ; il examine ensuite l'état de la réfraction, sur lequel l'épreuve précédente a pu déjà lui fournir quelque données. S'il constate que les yeux sont emmétropes, qu'il n'y a ni myopie, ni hypermétropie, ni astigmatisme, il recherche, à l'éclairage oblique d'abord, et ensuite avec l'ophtalmoscope, s'il n'existe pas de défauts de transparence des milieux de l'œil ; des opacités de la cornée ou du cristallin ; des exsudats dans le champ pupillaire ou, plus profondément, des altérations de la rétine, de la choroïde ou du nerf optique.

Il sera dit plus loin quelles sont celles de ces lésions qui motivent l'exemption et la réforme. Mais, quelles qu'elles soient, lorsqu'elles réduisent l'acuité de la vision au-dessous d'un quart des deux côtés ou de l'œil droit ;

ou de 1/12 de l'œil gauche ; ou qu'elles occasionnent une diminution de la moitié environ de l'angle temporal du champ visuel, elles rendent *impropre* au service militaire, à moins que l'amblyopie, dépendant d'une altération de la réfraction, ne puisse être corrigée par des verres [1].

ADÉNITES. — 1. L'*adénite aiguë* ne constitue un cas d'*exemption* que lorsqu'elle s'accompagne de décollements et de trajets fistuleux dont la guérison est jugée difficile.

L'*adénite chronique* de nature scrofuleuse nécessite l'*exemption*. Elle entraine la réforme lorsqu'elle a été réfractaire à tout traitement. (N° 41.)

2. Les *adénites cervicales chroniques* entrainent aussi l'*exemption* si les tumeurs sont multiples ou volumineuses. (N° 192.)

3. Les *adénites* peu développées, qui ne sont une cause de l'exclusion du service militaire que par la gène que produit l'habillement militaire, sont compatibles avec le *service auxiliaire*. (A. N° 16.)

ADHÉRENCE DES PAUPIÈRES. — Les adhé-

---

1. Pour déterminer l'acuité visuelle, le sujet est placé à 15 pieds (5 mètres) de distance du tableau de l'échelle typographique, et on lui fait lire successivement avec chaque œil, l'autre étant couvert avec la main, différents numéros de l'échelle (les lettres sont remplacées par des signes pour ceux qui ne savent pas lire). Le numéro au-dessous duquel la lecture n'est plus possible et la distance qui sépare le sujet de l'échelle typographique déterminent l'acuité visuelle, qui est représentée par une fraction dont le numérateur est la distance divisée en pieds, et le dénominateur le numéro de l'échelle. Ainsi, supposons que la distance soit de 15 pieds, et le numéro de 75, on aura 15/75, ou une acuité de 1/5.

On s'assurera de l'*étendue du champ visuel* par l'épreuve digitale, en faisant regarder fixement un doigt, à la distance de 10 centimètres, par l'œil examiné, l'autre étant couvert, tandis qu'on promène autour de l'œil un doigt de l'autre main.

rences des paupières, soit entre elles (ankyloblépharon), soit avec la conjonctive oculaire (symblépharon), qui gênent la vision ou entravent notablement la mobilité de ces voiles membraneux, déterminent l'*inadmissibilité* dans l'armée. (N° 111.)

ADHÉRENCE DU PAVILLON DE L'OREILLE. — L'adhérence du pavillon de l'oreille aux parois du crâne est compatible avec le *service auxiliaire*. (A. N° 2.)

AFFAIBLISSEMENT DE L'OUÏE. — L'affaiblissement de l'ouïe porté à un degré qui permet d'entendre la voix à une petite distance est compatible avec le *service auxiliaire*. (A. N° 6.)

AFFECTIONS PARASITAIRES. — Les *affections parasitaires*, qui sont dues à des cryptogames, offrent plusieurs variétés : tantôt les champignons siègent à la surface de la peau, comme dans l'*herpès circiné* et le *ptyriasis versicolor*, affections peu importantes qui ne s'opposent pas au service militaire ; tantôt ils occupent les follicules pileux et même l'intérieur des poils, dont ils amènent la chute. On les observe ordinairement à la face et au cuir chevelu, où ils sont désignés sous les noms de *sycosis, herpès tonsurant, favus* et *porrigo decalvans*. (N° 24.)

AFFECTIONS DES PAROIS DE L'ABDOMEN. — Les *contusions*, les *plaies*, les *ruptures musculaires*, peuvent diminuer la force de résistance des parois de l'abdomen à la pression des organes intérieurs, prédisposer aux hernies, réagir sur les viscères, et, dans ces conditions, nécessiter l'*exemption* et la *réforme*. Il en est de même des *phlegmons* et *abcès*.

Les fistules ou les trajets fistuleux entretenus par une lésion osseuse ou par une lésion de viscères intra ou extrapéritonéaux, constituent des cas d'*exemption* et peuvent aussi entraîner la *réforme*. (N° 234.)

AFFECTIONS PHARYNGIENNES. — *V. Voile du palais,* page 150.

AFFECTIONS SYPHILITIQUES. — *V. Syphilis,* page 134.

ALBINOS. — *V. Choroïdes,* page 28.

ALBUMINURIE. — L'*albuminurie* ou la présence de l'albumine dans l'urine se rencontre dans un nombre considérable d'états pathologiques, soit transitoirement, soit d'une manière permanente. Le jugement à porter par le médecin expert sur cette affection, qui peut être comprise également dans les maladies générales, dépendra de la nature de la cause morbide, de la durée des accidents, de l'intensité des troubles de l'urination, de l'existence des lésions rénales et des symptômes cachectiques.

On constate la présence de l'albumine dans l'urine, en chauffant celle-ci jusqu'à ébullition : l'albumine, selon qu'elle est plus ou moins abondante, se coagule en flocons ou donne à l'urine une apparence lactescente. Suivant le cas qui la produit, l'albuminurie peut motiver l'*exemption* et la *réforme*. (N° 7.)

ALIÉNATION MENTALE. — L'*aliénation mentale* offre plus de ressources à la simulation. Les nuances qui caractérisent la folie, sont quelquefois si fugitives et en même temps si variées, qu'il est difficile au médecin de les saisir. Il est donc indispensable d'entourer d'une surveillance assidue et prolongée l'individu présumé atteint de folie, ce qui n'est possible qu'à l'égard des hommes sous les drapeaux. On arrivera à découvrir la vérité en adressant au sujet observé des questions nombreuses, variées, précipitées, sans lui laisser le temps de préparer ses réponses, de manière à le surprendre et à le troubler ; en examinant sa physionomie, ses gestes, son maintien ; en le mettant en rapport avec des personnes intelligentes qui épient ses discours et ses actions ; en l'observant lorsqu'il croit être seul. On le suivra pendant la nuit, on verra s'il dort, si son sommeil est paisible ou agité. Enfin on tiendra compte de ses antécédents individuels et héréditaires, de ses habitudes, des passions auxquelles il était enclin, de ses maladies antérieures, etc.

Le maniaque a le sommeil agité, interrompu, souvent nul. L'inverse a lieu pour le faux maniaque, qui se fatigue pendant la journée pour paraître furieux. Le monomane a le sommeil troublé par des hallucinations ; il rêve à l'objet de son délire, tandis que, pendant la veille, il s'étudie à le tenir caché. L'individu en démence dort profondément, même pendant le jour. Le maniaque a un appétit irrégulier et ne craint pas le froid ; il a des alternatives de calme et de délire. (N° 72.)

ALOPÉCIE. — **1.** Le cuir chevelu doit être sain, couvert de cheveux abondants qui le protègent contre les divers genres de coiffures et contre les variations atmosphériques auxquelles le militaire est souvent exposé. L'*exemption* et la *réforme* seront donc pononcées, lorsque l'alopécie, reconnue incurable, existera dans une grande étendue, ou que les cheveux seront rares, grêles, rabougris et cassants.

La *simulation* en est facile à constater : dans l'alopécie réelle, le cuir chevelu est lisse, luisant et a une teinte blanche ; dans l'alopécie simulée, la peau est mate et parsemée de points bleuâtres correspondant aux ouvertures des bulbes pileux.

En passant les doigts dans les cheveux, on s'apercevra de l'application des pièces postiches destinées à *dissimuler* l'alopécie. (N° 67.)

2. L'*alopécie,* les tumeurs bénignes du crâne : loupes, exostoses ; les productions cornées, les cicatrices qui n'ont d'autre inconvénient que d'apporter une gêne à la coiffure militaire, casque ou shako, sont compatibles avec le *service auxiliaire*. (A. N° 1.)

ALTÉRATION ATHÉROMATEUSE DES ARTÈRES. — L'ossification, l'*altération athéromateuse des artères,* amènent souvent à leur suite des lésions graves, mais elles ne s'observent qu'à un âge assez avancé. (N° 40.)

AMBLYOPIE. —Indépendamment des affections qui déterminent des altérations matérielles des milieux et des membranes de l'œil faciles à reconnaître, il existe des troubles de la vision, amblyopies par intoxication, par action réflexe, etc., dans lesquels l'ophtalmoscope ne révèle aucune lésion anatomique. Dans ces cas, plus que dans tout autre, on ne doit pas négliger, après avoir déterminé l'acuité de la vision, d'examiner l'étendue du champ visuel, qui est souvent rétréci, et le sens des couleurs [1].

Il faut se mettre en garde contre les erreurs qui peu-

----

1. Tout individu qui a une acuité visuelle inférieure à 1/4 des deux côtés ou de l'œil droit doit être *exempté* ou *réformé*.

Tout individu qui a une acuité visuelle inférieure à 1/12 à gauche, ou bien une diminution de la moitié environ de l'angle temporal du champ visuel, doit être *exempté* ou *réformé*.

vent résulter des anomalies de forme et de coloration de la pupille, que l'on prend, parfois à tort, pour des états pathologiques ; et l'on ne doit attacher qu'une importance relative à la dilatation de la pupille, qui est quelquefois peu prononcée dans l'amblyopie, fait souvent défaut et peut être provoquée par des substances mydriatiques.

L'amblyopie est souvent *exagérée* ou *simulée*. Lorsqu'on s'est assuré qu'elle n'est la conséquence ni de l'amétropie, ni d'un trouble de transparence des milieux de l'œil et de leurs surfaces de séparation, ni des affections du fond de l'œil, et qu'on soupçonne la simulation, on a recours aux moyens qui permettent de la reconnaître.

Dans le cas d'amblyopie ou d'amaurose unilatérale, qui est le plus fréquemment simulée, on a conseillé l'emploi d'un prisme un peu fort, du numéro 8 ou 10, qui est placé devant l'œil sain, l'arête tenue horizontalement, afin de provoquer la diplopie. Le simulateur non prévenu accusera souvent deux images, et la fraude sera ainsi mise à découvert. Si cette première épreuve échoue, on la remplace par la suivante : l'arête du prisme est placée au niveau du diamètre horizontal de la pupille de l'œil sain, de telle sorte que la moitié de la pupille est à découvert et reçoit directement les rayons lumineux, et l'autre moitié couverte par le prisme ne reçoit que des rayons déviés. On obtient ainsi deux images superposées comme dans le cas précédent, mais les premières sont vues avec les deux yeux et les autres avec un seul œil. Quelque parti que prenne le simulateur, soit d'affirmer qu'il voit toujours deux images, soit qu'il n'en voit qu'une, il suffit, pour découvrir la fraude, de déplacer le prisme de façon à supprimer, puis à rétablir les images doubles.

Une autre épreuve consiste à faire lire le sujet suspect,

en interposant sur le trajet de l'axe visuel de l'œil sain un crayon qui masque un certain nombre de caractères, lesquels, ne pouvant être aperçus que par l'autre œil, doivent manquer pour l'amblyope.

On peut encore se servir de la boîte de Flers ou du stéréoscope, qu'on se procure plus facilement. Dans ce dernier cas, on remplace la carte photographique par un carton de même dimension, divisé au milieu par une ligne verticale, de chaque côté de laquelle on a tracé des signes de formes variées, les uns distants de 2 centimètres de cette ligne, les autres de 5 centimètres. Examinés à travers les prismes du stéréoscope, les premiers donnent des images croisées et les seconds des images non croisées. Le sujet devant les yeux duquel on fait passer ces signes est dans l'impossibilité de distinguer s'ils sont ou non entre-croisés, s'ils sont tracés sur le côté droit ou sur le côté gauche du carton. Il suffit de renouveler plusieurs fois cette épreuve pour que le simulateur le plus adroit soit mis en défaut ; mais il est important de s'assurer qu'il regarde avec les deux yeux. Les signes qu'on lui fera examiner devront être de différentes grandeurs, de façon à apprécier approximativement l'acuité de la vision, dans le cas où il y aurait une amblyopie.

L'amaurose et l'amblyopie double échappent à ce contrôle, et si l'ophtalmoscope et l'examen de l'étendue du champ visuel ne permettent pas d'affirmer l'existence de l'affection, on devra s'en rapporter à l'enquête. On se défiera de celui qui se dit aveugle au point de ne pas distinguer le jour de la nuit, et chez lequel on remarquera des mouvements pupillaires ; de celui qui aura une dilatation exagérée, avec immobilité complète des pupilles, qui sont plus souvent la suite d'une paralysie provoquée que le fait d'une amaurose. (N° 148.)

AMÉTROPIE. — *V. Myopie*, page 87. — *Hypermétropie*, page 67. — *Astigmatisme*, page 19.

AMIANTACÉE. — *V. Pityriasis*, page 112.

AMPUTATIONS. — *V. Lésions traumatiques*, page 79.

AMYGDALES (Hypertrophie des). — *V. Hypertrophies*, page 68.

ANARSAQUE. — L'*anarsaque* et l'œdème sont fréquemment la conséquence d'affections qu'il convient de déterminer, et c'est en appréciant la nature et la gravité de ces dernières que l'on peut décider s'il y a motif à l'*exemption*. (N° 34.)

ANÉMIE. — L'*anémie*, caractérisée par la faiblesse musculaire, la maigreur, la flaccidité et la pâleur des tissus, quelquefois par l'infiltration du tissu cellulaire ; par la mollesse et la petitesse du pouls et des battements du cœur, ne motive l'*exemption* que lorsqu'elle est très prononcée et qu'elle exigerait pour sa guérison un long travail de reconstitution organique. L'anémie peut résulter, chez les soldats, des fatigues et des privations de la vie militaire en campagne : des soins bien entendus dominent habituellement cet état, qui nécessite bien rarement la *réforme*. (N° 3.)

ANÉVRISMES. — **1.** Les *dilatations* ou *varices artérielles*, les *anévrismes*, quels qu'en soient la variété et le siège, sont des causes d'*exemption*. Ces affections déterminent la *réforme* si elles sont au-dessus des ressources de l'art.

L'*ossification*, l'*altération athéromatheuse des artères*, amènent souvent à leur suite des lésions graves, mais elles ne s'observent qu'à un âge avancé. (N° 40.)

2. L'*anévrisme de l'aorte thoracique*, qui échappe le plus souvent à l'observation tant qu'il n'a pas déterminé de troubles fonctionnels assez importants pour attirer l'attention, est *incompatible* avec la profession militaire. (N° 233.)

3. Le cou est le siège de tumeurs diverses : kystes, lipomes, *anévrismes*, etc., qui, soit par leur nature, soit par la gêne qu'elles apportent dans les fonctions, motivent l'*exemption* ; elles déterminent la *réforme* dans les cas où la chirurgie ne peut intervenir. (N° 195.)

ANGIOLEUCITE. — L'*angioleucite* ne motive l'*exemption* que si elle détermine un engorgement chronique des tissus. (N° 41.)

ANKYLOBLÉPHARON. — Les cicatrices vicieuses, les adhérences des paupières entre elles (*ankyloblépharon*), qui gênent la vision ou entravent notablement la mobilité de ces voiles membraneux, déterminent l'*inadmissibilité* dans l'armée. (N° 111.)

ANKYLOSE. — L'*ankylose vraie*, constituée par la soudure osseuse des extrémités articulaires absolument immobiles l'une sur l'autre, entraîne l'*exemption* et la *réforme* suivant l'importance de l'articulation qui en est le siège.

L'*ankylose fausse*, résultant d'altérations de la synoviale, des tissus périarticulaires et, quelquefois, de déformations des extrémités osseuses, entraîne l'*exemption* et la *réforme*, suivant l'importance des troubles fonctionnels qui en résultent. Comme l'ankylose vraie, elle n'abolit pas toujours les mouvements de l'articulation, et, le plus souvent, elle ne fait que les limiter dans une étendue plus ou moins considérable ; cette dernière circonstance donne lieu fréquemment à la *simulation* ou à l'*exagération* d'un obstacle au jeu normal de l'article.

Les maladies articulaires et le traitement employé laissent fréquemment des traces qui peuvent éclairer le diagnostic, mais qui peuvent aussi être invoquées par le simulateur comme preuve de l'infirmité qu'il allègue.

Lorsque l'infirmité est *réelle*, les mouvements de l'articulation, volontaires ou communiqués, ne sont pas douloureux ; faciles dans une certaine limite, qui est toujours la même, ils sont bornés, soit par une rétraction des muscles ou des ligaments, soit par une déformation des surfaces articulaires, et alors il se produit quelquefois un choc au moment où le mouvement de l'articulation se trouve arrêté.

Lorsque l'infirmité est *simulée,* les sujets accusent une douleur vive, contractent leurs muscles afin de s'opposer aux mouvements dont l'étendue n'a rien de fixe. Pour mettre à découvert la fraude, on détournera l'attention du simulateur en l'interrogeant, et, en même temps, on imprimera des mouvements rapides de flexion et d'extension de manière à fatiguer les muscles, puis, tout à coup, on cherchera à compléter, par une impulsion brusque, le mouvement dont la possibilité est contestée. (N° 55.)

Voyez aussi : *Lésions traumatiques,* page 79.

ANOMALIES DU PHARYNX. — *V. Rétrécissement du pharynx,* page 121.

ANO-PÉRINÉALE (Maladies de la région). — La partie inférieure du rectum et l'orifice anal recèlent souvent des altérations incompatibles avec les exigences de la vie militaire ; il est très important que le médecin expert explore toujours cette région.

ANORCHIDIE. — *V. Testicules*, page 136.

AORTE. — *V. Anévrismes*, 2, page 13.

APHASIE. — L'*aphasie* est symptomatique de certaines lésions organiques ou traumatiques du cerveau ; quelquefois congénitale, elle dépend de l'imperfection de l'organe de l'ouïe, comme chez l'idiot et le sourd-muet. Elle est passagère ou persistante, et consiste dans une perte de mémoire déterminant des troubles du langage, ou dans la discontinuité des moyens de communication entre le cerveau et les organes locomoteurs de la langue. L'aphasique pense, mais ne peut s'exprimer ; quelquefois il ne sait plus lire ni écrire. Cette affection comporte l'*exemption* et même la *réforme* lorsqu'elle est persistante. (N° 83.)

APHONIE. — L'*aphonie* peut être la suite d'altérations diverses, de lésions traumatiques, de destruction ou de déformation des cordes vocales, de polypes ou d'ulcérations, de paralysie des nerfs laryngés. Dans la paralysie du laryngé supérieur, on constate l'abolition des mouvements des muscles crico-thyroïdiens (tenseurs des cordes vocales), les lèvres ne vibrent plus, l'ouverture glottique reste béante. La paralysie du laryngé inférieur entraîne celles des muscles intrinsèques du larynx, sauf celle des crico-thyroïdiens : l'affection est unilatérale ou bilatérale ; elle porte le plus ordinairement sur les muscles crico-aryténoïdiens postérieurs (dilatateurs de la glotte) ; son effet se traduit par l'impossibilité de l'écartement des cordes vocales, qui sont rapprochées sur la ligne médiane ; la respiration est gênée pendant les grands efforts. Lorsque la paralysie du récurrent affecte les constricteurs (crico-aryténoïdiens latéraux et aryténoïdiens), la lèvre vocale est immobile et déviée en dehors.

L'aphonie paralytique peut encore se présenter comme une névrose essentielle, dans l'anémie, la chlorose, l'hystérie, etc., ou à la suite d'une frayeur intense. Elle peut être symptomatique d'une affection organique intéressant les nerfs laryngés, telle que cicatrices, tumeurs de diverses natures. Dans tous les cas, l'*aphonie* est une cause d'*exemption,* et nécessite la *réforme* lorsqu'elle se montre rebelle aux moyens thérapeutiques. L'aphonie passagère consécutive à un refroidissement, qui est sans gravité et d'une guérison facile, fait exception.

La *simulation* de l'aphonie est fréquente, et l'on devra être en garde contre la fraude. C'est alors qu'il est surtout nécessaire d'employer le laryngoscope pour reconnaître s'il existe des lésions matérielles auxquelles l'aphonie puisse être attribuée. L'examen laryngoscopique dispense généralement des autres épreuves que l'on fait subir au sujet. examiné, telles que la provocation de l'éternûment et de la toux qui sont presque toujours insuffisantes. (N° 203.)

ARRÊT DE DÉVELOPPEMENT. — *V. Poitrine* (*Maladies de la*), page 113.

ARTHRITE CHRONIQUE. — **1**. L'*arthrite chronique* et l'hydarthrose sont des causes d'*exemption* et de *réforme* lorsqu'il est démontré qu'elles sont anciennes et qu'elles ont été traitées sans succès. (N° 52.)

2. Les *arthrites chroniques* ou arthropathies traumatiques ou de nature scrofuleuse ou rhumatismale, qui s'observent principalement à la région cervicale, rendent *impropre* au service militaire. Elles guérissent assez difficilement, peuvent amener des accidents graves et se terminent souvent en laissant des difformités et une gène plus ou moins grande dans les mouvements du cou (torticolis articulaire). [N° 247.]

ARTHROPATHIES. — **1.** *Arthropathies rachidiennes.* — *V. le paragraphe ci-dessus.*

2. L'*arthropathie sacro-iliaque* donne lieu à des accidents graves, qui mettent dans l'*impossibilité* de servir. (N° 253.)

ARTICULATIONS (Maladies des). — **1.** La *faiblesse d'une articulation* consécutive à une entorse ou à une luxation sans relâchement des ligaments ou engorgement des tissus, si l'on peut croire qu'elle disparaîtra avec le temps, est *compatible avec le service auxiliaire.* (A. N° 26.)

2. La *raideur* d'une articulation avec diminution légère de l'étendue des mouvements et qui ne nuit pas très sensiblement à l'action des membres, telles que : l'*extension incomplète* de l'avant-bras sur le bras, la *flexion incomplète* de la jambe sur la cuisse, les mouvements opposés étant entièrement libres ; la *flexion permanente et complète de l'auriculaire* de l'une ou l'autre main, la *flexion incomplète de plusieurs doigts*, est *compatible avec le service auxiliaire*. (A. N° 27.)

ARTICULATION TEMPORO-MAXILLAIRE (L')
peut être le siège de diverses maladies qui rendent *inapte*
au service ; telles sont la *luxation mal réduite*, qui apporte
une gêne considérable à la mastication, et la *luxation
survenant avec une grande facilité* et même *volontaire*,
état qui s'observe chez quelques sujets.

La *constriction* ou le resserrement des mâchoires, qui
peut être congénitale, accidentelle ou symptomatique,
est un motif d'*exemption* ; l'*ankylose*, d'ailleurs très
rare, en est le degré le plus élevé.

Pour s'assurer de la réalité de cet état, il faut plonger
le doigt indicateur dans chacune des dépressions limitées
par l'apophyse mastoïde et la branche montante du maxillaire inférieur, et comprimer fortement les branches du
nerf facial à leur point d'émergence ; la douleur met fin
rapidement à la constriction quand elle est *simulée*.
(N° 109.)

ARTICULATIONS FAUSSES. —Les *fausses articulations* provenant de fractures simples ou compliquées
ou reconnaissant pour cause les distensions articulaires
sont des causes d'*exemption* et peuvent être des causes
de *réforme*. (N° 296.)

ASCITE. — L'*ascite,* qui peut être déterminée par
des causes très variées, motive l'*exemption* et peut nécessiter la *réforme* si elle résiste aux moyens thérapeutiques. (N° 237.)

ASTHME. — L'*asthme* est une affection quelquefois
essentielle, sans lésions organiques apparentes, mais le
plus souvent il est sous la dépendance d'une altération
du cœur, des gros vaisseaux ou des poumons ; dans l'un

ou l'autre cas, il s'oppose à la vie active et rend *impropre*
au service militaire. L'*asthme nerveux* est d'une constatation difficile et exige une enquête. Les autres variétés
se reconnaissent aux lésions qui les déterminent. (N° 225.)

ASTIGMATISME. — L'*astigmatisme*, qui complique
habituellement la myopie et l'hypermétropie, confère
l'*exemption* et la *réforme* lorsque, comme cette dernière
affection, il ramène l'acuité visuelle au-dessous d'un
quart à droite et d'un *douzième* à gauche. (N° 152.)

ATAXIE LOCOMOTRICE. — L'*ataxie locomotrice*,
affection à marche lente et progressive, met les hommes
qui en sont atteints dans l'*impossibilité* de servir. La diplopie, produite par la paralysie des muscles de l'œil ;
des douleurs vives, passagères ; la perte de la coordina-
tion des mouvements déterminant une faiblesse apparente de la force musculaire, en sont les caractères
principaux. (N° 84.)

ATRÉSIE. — **1.** L'*atrésie*, l'oblitération complète et
la déviation du conduit auditif, avec gêne notable de l'audition, sont susceptibles de motiver l'*exemption*. (N° 88.)

2. Le rétrécissement ou l'oblitération de la trompe
d'Eustache avec une faible diminution de l'ouïe est *compatible avec le service auxiliaire*. (A. N° 5.)

ATROPHIES. — **1.** L'*atrophie partielle* des muscles,
de cause traumatique ou rhumatismale, motive l'*exemption* ou la *réforme*, si elle a pour résultat la perte ou
l'affaiblissement de mouvements nécessaires à la vie de
relation. (N° 50.)

2. L'*atrophie musculaire progressive* produit des changements dans la forme et l'attitude des parties où elle siège et des troubles de la motilité qui la distinguent des paralysies musculaires. Limitée tout d'abord à quelques fibres musculaires, elle envahit successivement toute l'épaisseur des muscles, qui subissent la transformation graisseuse. Cette affection peut rester localisée à un petit nombre de muscles, mais elle a une grande tendance à se généraliser. Dans les deux cas, elle entraîne l'*inaptitude* au service. (N° 85.)

3. L'*atrophie congénitale* constitue un motif manifeste d'*inaptitude* au service militaire. L'atrophie acquise doit être étudiée dans ses causes ; elle constitue ou ne constitue pas un motif d'*incapacité,* selon la possibilité ou l'impossibilité d'un retour prochain à l'état normal.

La plupart des lésions traumatiques récentes déterminent l'atrophie ; le médecin expert s'assurera que l'atrophie n'est pas provoquée ou entretenue dans un but coupable. (N° 295.)

4. L'*atrophie du pavillon de l'oreille,* sa perte ou son adhérence aux parois du crâne, sont *compatibles avec le service auxiliaire.* (A. N° 2.)

5. *Atrophie de la langue. — V. Langue (Difformités de la)*, page 77.

6. *Atrophie du nerf optique. — V. Névrite*, page 89.

7. *Atrophie du pénis. — V. Pénis*, page 106.

B

BEC-DE-LIÈVRE. — **1.** Le *bec-de-lièvre* congénital ou accidentel, à moins qu'il ne soit peu étendu et qu'il n'altère pas sensiblement la physionomie, est *incompatible* avec le service militaire. (N° 165.)

2. Le *bec-de-lièvre* congénital ou accidentel simple et peu étendu est *compatible avec le service auxiliaire.* (A. N° 14.)

BÉGAIEMENT. — **1**. Le *bégaiement,* quand il est assez prononcé pour empêcher de crier: *Qui vive?* ou de transmettre intelligiblement une consigne, est *incompatible* avec le service militaire.

Cette infirmité, souvent *simulée* ou *exagérée,* doit toujours être confirmée par une enquête publique. L'examen auquel on soumet les sujets qui s'en disent atteints ne conduit généralement qu'à des probabilités, et ne permet pas d'affirmer que le bégaiement soit vrai ou simulé.

Dans le bégaiement, l'hésitation porte principalement sur les consonnes **K**, **T**, **G**, **L**, mais cette particularité n'est pas constante et peut être imitée avec de l'exercice. Il en est de même de l'agitation convulsive des muscles vocaux qui se propage à la face, mais le simulateur l'exagère, tandis que le véritable bègue s'efforce, au contraire, de la maîtriser. Pour découvrir la fraude, il faut observer l'individu pendant plusieurs jours, le faire surveiller à son insu par des personnes qui le font parler. On le soumet à différentes épreuves, à la lecture ou à la récitation d'après une des méthodes employées pour la guérison du bégaiement, et on juge, aux efforts qu'il fait pour corriger le vice de sa prononciation, s'il est sincère. (N° 178.)

2. Le *bégaiement,* à moins qu'il ne soit très prononcé, est *compatible avec le service auxiliaire.* (A. N° 15.)

BLENNORRHAGIE. — *V. Syphilis,* page 134.

BLÉPHARITE CILIAIRE. — **1**. La *blépharite ciliaire,* avec atrophie ou perte des cils, épaississement et déformation du bord palpébral qui laisse l'œil sans protection contre les corps étrangers, détermine l'*inadmissibilité* dans l'armée. Cette affection est quelquefois *simulée* à l'aide de l'arrachement des cils, de la cautérisation et de l'irritation du bord palpébral, mais elle se reconnaît à ses caractères de chronicité : épaississement, induration, traces cicatricielles, éversion de la paupière. (N° 114.)

2. La *blépharite ciliaire* ancienne sans renversement des paupières est *compatible avec le service auxiliaire.* (A. N° 8.)

BLÉPHAROPTOSE. — La *blépharoptose* dépendant d'une altération de la paupière ou d'une insuffisance congénitale ou acquise du muscle releveur déterminée par une lésion du muscle ou du filet nerveux qui l'anime, s'oppose à l'*incorporation* dans l'armée. (N° 116.)

BLÉPHAROSPASME. — Le *blépharospasme* est le plus souvent symptomatique d'une affection oculaire et subordonné, comme motif d'*exemption,* aux lésions qui l'occasionnent. Il est alors compliqué de photophobie.

Le blépharospasme se rattachant à une névrose du nerf facial, qu'il soit continu ou intermittent, ne crée l'*incapacité* de servir que s'il trouble la fonction visuelle.

Cette affection peut être *simulée* ou *provoquée* en introduisant un corps étranger entre les paupières. On examinera donc attentivement les replis de la muqueuse palpébrale, où l'on trouvera quelquefois le corps du délit. Si le blépharospasme est symptomatique d'une lésion de la cornée et de la rétine, en écartant les paupières et en exposant l'œil à une vive lumière, on augmentera la photophobie et l'on provoquera le larmoiement. Le diagnostic est plus embarrassant dans les cas où le blépharospasme tient à une névrose, et il faut alors recourir à l'enquête.

Les lésions des paupières motivant l'exemption ne donnent lieu à la *réforme* que dans le cas où leur incurabilité a été reconnue. (Nº 118.)

BOURSES (Affections des). — *V. Scrotum,* page 124.

BOURSES MUQUEUSES. — *V. Membres (Difformités professionnelles des)*, page 83.

BRONCHITE CHRONIQUE. — La *bronchite chronique,* avec dépérissement de la constitution, motive toujours l'*exemption* et la *réforme*. (Nº 223.)

BUPHTHALMIE. — Les affections hydrophthalmiques, les tumeurs intra-oculaires, amènent parfois un développement considérable de l'œil, désigné sous le nom de *buphthalmie,* constituant une difformité choquante jointe à une altération considérable de la vision qui entraîne l'*exemption* et la *réforme*. (Nº 154.)

C

CACHEXIES. — Les diverses *cachexies : paludéenne, saturnine, mercurielle* et autres, se présentent également sous différents états de gravité que le médecin doit apprécier avant de formuler son jugement, pour lequel il tiendra compte de l'habitation et des occupations habituelles du sujet soumis à son examen. Un simple changement dans les conditions d'existence suffit souvent pour guérir ces états cachectiques, lorsqu'ils sont peu développés, et l'on agit alors dans l'intérêt de l'homme sans nuire à ceux de l'armée, en l'admettant sous les drapeaux. Cependant, lorsque l'ensemble des symptômes indique une infection profonde, on ne doit pas hésiter à se prononcer pour l'*exemption*. La *réforme* serait proposée si l'on avait échoué dans l'application de tous les moyens hygiéniques et médicaux.

Ces divers états cachectiques pourraient être *provoqués*, mais non *simulés*. (N° 4.)

CALCULS. — **1.** Les *calculs rénaux*, révélés par les douleurs violentes qu'ils déterminent, mais dont on ne peut affirmer l'existence que lorsque déjà des calculs ont été expulsés par l'urèthre, sont une cause d'*exemption* et même de *réforme*, si les accidents qu'ils provoquent sont répétés et assez intenses pour empêcher la vie active. (N° 269.)

2. Les *calculs vésicaux*, qui annoncent leur présence par de la douleur, un sentiment de pesanteur vers le bas-fond de la vessie, des troubles de la miction, de l'hématurie, une altération de l'urine, etc., motivent l'*exemption*; si l'existence de ces calculs est mise en doute, on aura recours au cathétérisme. La *réforme* n'est acquise qu'après l'emploi infructueux des divers moyens thérapeutiques. (N° 273.)

3. *Calculs de la prostate.* — *V. Prostate*, page 116.

4. *Calculs de la vésicule biliaire.* — *V. Foie*, page 60.

CANAL NASAL (Coarctation du). — *V. Oblitération,* page 91.

CANCER. — **1.** On comprend sous la dénomination
commune de *cancer,* un certain nombre d'états morbides
différant entre eux par leurs éléments anatomiques ; tels
sont : le cancer encéphaloïde, le squirrhe et le cancer
colloïde. Quels que soient son siège et sa nature, il se
présente toujours sous forme de tumeur, de masse fongueuse ou lardacée, ou d'ulcères. Cette affection est
constamment grave par ses conséquences et sa tendance
à se reproduire après qu'elle a été localement détruite.
Son diagnostic peut offrir de grandes difficultés en présence des conseils de révision, où le médecin ne peut
faire appel qu'à sa sagacité et à son expérience.

Moins commun dans la jeunesse que dans l'âge mûr,
le cancer, sous quelque forme qu'il se présente et quelle
que soit la région qu'il occupe, est toujours un motif
d'exemption.

Chez un homme déjà lié au service, on peut, dans le
plus grand nombre des cas, diagnostiquer cette affection
à l'aide des moyens d'investigation que fournit la
science. Le cancer entraînera toujours la *réforme,* sans
préjudice des traitements préalablement employés.
(N° 8.)

2. Le *cancer* des membres sous toutes ses formes entraîne l'*exemption* et la *réforme.* (N° 297.)

3. *Cancer de l'estomac.* — *V. Lésions organiques de
l'estomac,* page 78.

4. *Cancer de la vésicule biliaire.* — *V. Foie,* page 60.

CANCROÏDE. — Le *cancroïde* et les tumeurs fibro-

plastiques diffèrent du cancer par leurs éléments anatomiques et la gravité moindre de leur pronostic. Pouvant
infecter l'économie tout entière et sujettes à récidiver
après leur ablation, ces affections entraînent, comme le
cancer, l'*inaptitude* au service militaire. (N° 8.)

CARCINOME. — *V. Rectum,* page 118.

CARIE DES OS. — **1**. La nécrose et la *carie* sont
généralement des motifs d'*exemption ;* elles nécessitent
la *réforme,* lorsque la médication a été reconnue impuissante pour en obtenir la guérison. (N° 59.)

2. La *carie* de la colonne vertébrale est *incompatible*
avec la vie militaire. (N° 248.)

3. La *carie,* la nécrose, l'ostéo-sarcome des côtes, du
sternum, de la clavicule, de l'omoplate, entraînent
l'*exemption* et motivent assez souvent la *réforme.* (N° 216.)

4. La *carie* de la paroi orbitaire motive l'*exemption,*
si elle cause une infirmité gênante pour le malade et
compromettante pour les organes voisins. (N° 160.)

CARONCULE LACRYMALE (Maladies de la). —
L'hypertrophie (encanthis) et la dégénérescence de la
caroncule motivent l'*exemption*. La *réforme* est subordonnée au résultat du traitement. (N° 127.)

CARTILLAGE DES COTES (Absence du). — *V.
Parois thoraciques,* page 104.

CATALEPSIE. — La *catalepsie* est très rare ; mais
elle est parfois *simulée*. Une perte brusque du sentiment
et de l'intelligence, une rigidité du système musculaire
telle que les membres ou le tronc conservent jusqu'à la

fin de l'accès la position dans laquelle ils sont surpris ou la position qu'on leur fait prendre, en sont les principaux caractères. Ce dernier servira d'épreuve pour dévoiler la *simulation*. (N° 78.)

CELLULES MASTOÏDIENNES (Inflammation des). — *V. Inflammations*, page 73.

CHALAZIONS. — Les *chalazions,* petits kystes qui se montrent au niveau du cartilage tarse et dont la guérison s'obtient à l'aide d'une opération facile et sans gravité, ne sont pas une cause d'*exemption*. (N° 113.)

CHEVAUCHEMENT D'ORTEILS. — Le *chevauchement* d'un ou de plusieurs orteils, s'il existe à un degré intense, s'il est permanent et ne cède que difficilement à une pression mécanique, gêne plus ou moins la progression, devient une cause fréquente de blessures dans la marche et, à ce titre, peut nécessiter l'*exemption* du service.

On reconnaît que cette difformité est *provoquée* en s'assurant que l'orteil déplacé ne s'est pas creusé une loge dans les orteils sur lesquels il appuie. (N° 309.)

CHORÉE. — La *chorée* est une affection de l'enfance et de la puberté, dont on n'aurait pas besoin de faire mention, si elle n'avait pas été *simulée*.

Les *chorées rhythmiques* ou systématiques, les *mouvements choréiformes* localisés à un membre, souvent à la moitié du corps, dépendant de lésions organiques des centres nerveux et auxquels se joignent d'autres symptômes : contractures, paralysies ou troubles intellectuels, rendent *impropre* au service. (N° 79.)

CHOROÏDITES. — Les différentes formes de *choroïdite* : l'*irido-choroïdite*, le *glaucome*, les *choroïdites exsudative, spécifique*, etc., sont des affections graves qui altèrent le plus souvent la vision et empêchent l'*admission* dans l'armée. Mais toutes n'exigent pas la *réforme*, et avec un traitement rationnel on en obtient quelquefois la guérison. (Nº 143.)

CHUTE DE LA PAUPIÈRE. — La *chute de la paupière supérieure* ou ptosis, suite de paralysie complète du releveur de la paupière supérieure, liée le plus souvent à la paralysie du moteur oculaire commun, la *blépharoptose*, dépendant d'une altération de la paupière ou d'une insuffisance congénitale ou acquise du muscle releveur déterminée par une lésion du muscle ou du filet nerveux qui l'anime, s'oppose à l'*incorporation* dans l'armée. (Nº 116.)

CHUTE DU RECTUM. — *V. Rectum,* page 118.

CICATRICES. — **1.** Les *cicatrices* étendues, difformes, apportant un changement notable dans les rapports des parties, réunissant des organes contigus, gênant l'exercice des mouvements, sont des motifs d'*exemption* et souvent de *réforme*. Toutefois, celle-ci ne doit être prononcée que si l'on ne peut remédier à cette infirmité. (Nº 31.)

2. Les *cicatrices* étendues, inégales, fragiles, qui sillonnent largement la surface du crâne, ainsi que les *grandes lésions* provenant de plaies profondes, de dépressions, d'enfoncement, d'exfoliation ou d'extraction des os, sont des motifs d'*exemption* et de *réforme*. (Nº 70.)

3. Les *cicatrices vicieuses,* les *adhérences* des paupières, soit entre elles (ankyloblépharon), soit avec la conjonctive oculaire (symblépharon), qui gênent la vision ou entravent notablement la mobilité de ces voiles membraneux, déterminent l'*inadmissibilité* dans l'armée. (N° 111.)

4. Les engorgements et les abcès ganglionnaires, les ulcérations et les *cicatrices difformes,* qui sont des manifestations de la scrofule, motivent l'*exemption* lorsque leur caractère scrofuleux est bien démontré et que l'étendue et la fragilité des cicatrices sont considérables. (N° 191.)

5. L'alopécie, les tumeurs bénignes du crâne : loupes, exostoses; les productions cornées, les *cicatrices* qui n'ont d'autre inconvénient que d'apporter une gêne à la coiffure militaire, casque ou shako, sont *compatibles avec le service auxiliaire.* (A. N° 1.)

6. Les tumeurs bénignes : kystes, lipomes, etc., les *cicatrices* qui, en dehors de l'obstacle qu'elles apportent au port du sac et du ceinturon, ne causent pas une grande gêne, sont *compatibles avec le service auxiliaire.* (A. N° 18.)

CIRCONFÉRENCE THORACIQUE. — *V. Faiblesse de constitution,* page 54.

CIRRHOSE. — *V. Foie,* page 60.

CLAUDICATION. — **1.** La *claudication,* à moins qu'elle ne soit provoquée par une affection aiguë et passagère, motive l'*exemption* et la *réforme.* Cette infirmité est souvent *simulée* et mérite un examen très attentif. Il ne suffit pas de s'assurer que les membres inférieurs sont égaux et ne présentent aucune difformité ; il faut encore rechercher s'il n'existe pas dans leur continuité ou dans leurs articulations quelque lésion capable de produire la claudication, et si cette infirmité ne résulte pas d'une déviation du bassin ou de la colonne vertébrale. (N° 318.)

2. Les difformités congénitales ou acquises des membres qui n'entravent pas notablement leurs fonctions, telles que : un cal volumineux et même légèrement difforme ; une incurvation modérée des membres supérieurs ou inférieurs ; l'inégalité des membres supérieurs ; le raccourcissement d'un membre inférieur, s'il n'en résulte qu'une légère *claudication, sont compatibles avec le service auxiliaire.* (A. N° 23.)

CLAVICULE. — Les *courbures difformes* de la *clavicule* provenant de causes organiques ou de fractures anciennes, vicieusement consolidées, qui gênent le port du sac ou entravent les mouvements, motivent l'*exemption,* mais ne nécessitent pas toujours la *réforme.* (N° 214.)

COARCTATION DES CONDUITS LACRYMAUX. — *V. Oblitération,* page 91.

COCCYX (Luxation du). — La *luxation* et l'*entorse* du *coccyx,* affections légères qui ont rarement des conséquences sérieuses, n'entraînent ni l'*exemption* ni la *réforme.* (N° 252.)

COLOBOMA. — **1.** Le *coloboma,* qui, généralement, complique la division congénitale de l'iris, s'il est assez étendu pour produire des troubles fonctionnels importants, peut entraîner l'*incapacité* de servir. (N° 142.)

2. La destruction, la division (*coloboma*), plus ou moins étendues de l'une ou de l'autre des paupières, lorsqu'elles compromettent la protection du globe oculaire, déterminent l'*inadmissibilité* dans l'armée. (N° 110.)

COMPRESSIONS DE LA POITRINE. — *V. Poitrine*, page 113.

CONDUITS AUDITIFS (Rétrécissement des). — Le *rétrécissement* d'un des conduits auditifs avec une diminution de l'ouïe peu prononcée, est *compatible avec le service auxiliaire*. (A. N° 3.)

CONJONCTIVITES. — **1.** La *conjonctivite aiguë* grave, l'*ophthalmie purulente* ou *blennorrhagique*, nécessitent le renvoi de l'examen à la fin des opérations du conseil de révision, en raison des accidents sérieux qui peuvent être la suite de ces affections. (N° 122.)

2. La *conjonctivite chronique* dépend souvent de causes professionnelles et guérit d'elle-même lorsque le sujet vient à changer de manière de vivre. Elle ne doit être admise comme cause d'*exemption* que lorsqu'elle est sous l'influence d'une constitution strumeuse. Quelquefois elle est aussi entretenue par spéculation.

La *conjonctivite* ou *ophthalmie granuleuse*, affection contagieuse, longue et difficile à guérir, fréquente en Algérie, motive toujours l'*exemption*, mais n'entraîne la *réforme* que si elle est compliquée d'altérations incompatibles avec la vie militaire. (N° 123.)

CONSTRICTION DES MACHOIRES. — La *constriction* ou le resserrement des mâchoires, qui peut être congénitale, accidentelle ou symptomatique, est un motif d'*exemption* ; l'ankylose, d'ailleurs très rare, en est le degré le plus élevé.

Pour s'assurer de la réalité de cet état, il faut plonger le doigt indicateur dans chacune des dépressions limitées par l'apophyse mastoïde et la branche montante du maxillaire inférieur, et comprimer fortement les branches du nerf facial à leur point d'émergence ; la douleur met fin rapidement à la constriction quand elle est simulée. (N° 109.)

CONTRACTIONS MUSCULAIRES SPASMODIQUES. — Les spasmes fonctionnels, ou *contractions musculaires spasmodiques* involontaires et continues, indolentes ou douloureuses, qui se manifestent à l'occasion de certains mouvements ou exercices, comme la crampe des écrivains, etc., sont des causes d'*exemption* et de *réforme*, quand elles entravent des fonctions dont l'intégrité est indispensable pour la vie militaire. (N° 44.)

CONTRACTURES. — Les *contractures musculaires*, symptomatiques d'affections des centres nerveux, nécessitent l'*exemption*. Les contractures d'une origine différente, quoique moins graves, entraînent l'*inaptitude* au service militaire toutes les fois qu'elles sont anciennes et qu'elles déterminent soit une gêne prononcée des mouvements, soit des positions vicieuses. On doit en excepter les contractions ou raideurs musculaires passagères, produites par le refroidissement ou par une autre cause. La contracture n'entraîne la *réforme* que si elle est incurable.

La contracture du cou, de la colonne vertébrale ou

des membres est souvent *feinte :* on est fondé à le soupçonner quand elle est prétendue ancienne et que néanmoins les parties contractées ne sont pas amaigries.
(N° 43.)

CONTUSIONS. — *V. Affections des parois abdominales,* page 6. — *V. Scrotum,* page 124. — *V. Poitrine,*
page 112.

CORPS ÉTRANGERS. — **1**. La présence de *corps
étrangers* introduits dans le conduit auditif, soit fortui-
tement, soit dans un but de simulation, l'accumulation
de *concrétions cérumineuses,* nuisent quelquefois à l'audition. Leur extraction peut être tentée séance tenante.
Ils ne motiveraient l'*exemption* qu'autant que leur extraction paraîtrait difficile, ou qu'ils auraient déterminé
de graves désordres.

Les *simulations* des maladies de l'oreille par l'intro-
duction dans le conduit auditif de substances et de corps
divers sont facilement reconnues par l'examen avec
l'otoscope. Ces manœuvres frauduleuses peuvent déterminer une maladie réelle qui, selon qu'elle est légère
et curable, n'empêche pas le sujet de servir, ou, selon
qu'elle est grave et incurable, entraîne sa non-admis-
sion. (N° 90.)

2. Les *corps étrangers* introduits parfois dans la vessie, soit par cause traumatique, soit par accident, soit
par suite de cathétérisme, les *calculs vésicaux* qui annoncent leur présence par de la douleur, un sentiment
de pesanteur vers le bas-fond de la vessie, des troubles
de la miction, de l'hématurie, une altération de l'urine,
etc., motivent l'*exemption ;* si l'existence de ces calculs
ou de ces corps étrangers est mise en doute, on aura

recours au cathétérisme. La *réforme* n'est acquise qu'après l'emploi infructueux de divers moyens thérapeutiques. (N° 273.)

2. *Corps étrangers du pharynx.* — *V. Pharynx,* page 108.

3. *Corps étrangers de l'œsophage.* — *V. Œsophage,* page 100.

CORPS MOBILES. — Les *corps mobiles* des articulations donnent droit à l'*exemption* et à la *réforme ;* mais il est quelquefois difficile d'en constater la présence, surtout s'il n'existe ni épanchement ni engorgement articulaire. Les renseignements fournis par le réclamant peuvent venir en aide au médecin qui, dans les cas douteux, pourra demander de procéder à un nouvel examen, après la tournée du conseil et avant la clôture des opérations. (N° 54.)

Voyez aussi : *Lésions pathologiques,* page 79.

CORS. — Les *cors* constituent, en général, une infirmité légère ; cependant ils peuvent avoir acquis assez de développement pour apporter une gêne notable dans la marche. Dans des circonstances tout à fait exceptionnelles, ils peuvent motiver l'*exemption.* (N° 314.)

COUPEROSE. — **1**. L'*acné rosacea* ou *couperose* dont le développement est assez grand pour donner à la physionomie un aspect repoussant, rend *impropre au service militaire.* (N° 22.)

2. Le nez est le siège principal, souvent même le point de départ de deux affections qui, de là, s'étendent presque toujours sur les autres parties du visage et y produisent des altérations plus ou moins graves : ce sont l'*acné rosacea* ou *couperose*, et le lupus ou dartre rongeante.

La résistance que ces deux affections opposent souvent aux moyens thérapeutiques, et la fréquence des récidives, en font un des motifs les plus légitimes d'*exemption* et de *réforme*. (N° 162.)

COURBURE DES OS. — **1**. Les déformations des os, leur *courbure* exagérée, leur raccourcissement par suite de rachitisme ou de fractures vicieusement consolidées, déterminent l'*exemption* et la *réforme*. (N° 61.)

2. Les *courbures* difformes ou irrégulières de la clavicule, provenant de causes organiques ou de fractures anciennes vicieusement consolidées, qui gênent le port du sac ou entravent les mouvements, motivent l'*exemption*, mais ne nécessitent pas toujours la *réforme*. (N° 214.)

3. Les *courbures défectueuses* et très prononcées des os longs sont des causes d'*exemption* et peuvent être des causes de *réforme*. (N° 296.)

4. *Courbures difformes.* — *V. Parois thoraciques*, page 104.

5. Les *courbures vicieuses* de la clavicule, qui n'entravent pas les mouvements des membres supérieurs, sont *compatibles avec le service auxiliaire*. (A. N° 17.)

CRAMPE DES ÉCRIVAINS. — La *crampe des écrivains* est une cause d'*exemption* et de *réforme* quand elle entrave des fonctions dont l'intégrité est indispensable pour la vie militaire. (N° 44.)

CRÉTINISME. — L'idiotie et le *crétinisme* impriment généralement à la physionomie et à l'habitude extérieure des caractères qui ne permettent pas l'erreur. Il est vrai qu'on rencontre des idiots à un degré peu élevé, dont l'aspect ne traduit que très légèrement l'affaiblissement des facultés intellectuelles. Dans ce cas, on ne peut être éclairé que par la notoriété publique.

Cette maladie est *incompatible avec le service militaire*. (N° 71.)

CYANOSE. — La *cyanose,* qui est souvent un indice de la persistance du trou de Botal, est, lorsqu'elle tient à cette cause organique, tout à fait au-dessus des ressources de l'art. Elle motive l'*exemption*.

La *cyanose* peut être *simulée,* mais la fraude est facile à reconnaître. (N° 227.)

CYPHOSE. — *V. Déviations du rachis,* page 40.

CYSTITES. — L'inflammation chronique de la vessie nécessite l'*exemption*. La *cystite aiguë,* suivant son intensité et les causes qui la déterminent, peut être une cause d'*exemption ;* on attendra, si cela est nécessaire, pour prendre une décision, la fin des opérations du conseil de révision. Il importe de ne pas ignorer que cette affection est quelquefois *provoquée* dans un but de fraude. (N° 272.)

D

DACRYOCYSTITE. — La *dacryocystite chronique,* la tumeur et la fistule lacrymales, qui sont aussi la conséquence de l'oblitération ou de l'obstruction du canal nasal, présentent les mêmes conditions d'*inaptitude* au service. Toutefois, le renvoi de l'examen du sujet à la fin et avant la clôture des opérations du conseil sera demandé, dans les cas d'inflammation aiguë du sac lacrymal pouvant se terminer sans laisser de traces. L'admission à la *réforme* doit être réservée aux malades réfractaires à tout traitement. Il est bon de se rappeler qu'il existe quelquefois, à l'angle interne de l'œil, des abcès ou des trajets fistuleux indépendants des voies lacrymales et sans gravité, n'exigeant pas l'*exemption*. (N° 121.)

DARTRE RONGEANTE. — Le nez est le siège principal, souvent même le point de départ de deux affections qui, de là, s'étendent presque toujours sur les autres parties du visage et y produisent des altérations plus ou moins graves : ce sont l'acné rosacea ou couperose, et le *lupus* ou *dartre rongeante*.

La résistance que ces deux affections opposent souvent aux moyens thérapeutiques, et la fréquence des récidives, en font un des motifs les plus légitimes d'*exemption* et de *réforme*. (N° 162.)

DÉCHIRURES A L'ANUS. — Les plaies ou *déchirures à l'anus*, à moins de complications, ne motivent pas l'*exemption*. (N° 257.)

DÉCHIRURES DU SCROTUM. — *V. Scrotum*, page 124.

DÉCOLLEMENTS. — **1**. Les abcès froids déterminent souvent des trajets fistuleux et des *décollements* qui se guérissent difficilement et rendent *incapable* de servir. (N° 35.)

2. *Décollement de la rétine*. — *V. Rétine*, page 120.

DÉFAUT D'OSSIFICATION DU STERNUM. — Le *défaut d'ossification du sternum* est une cause qui rend *impropre au service militaire*. (N° 214.)

DÉFORMATIONS ARTICULAIRES. — Les *déformations articulaires* consécutives à l'entorse, à la luxation et à d'autres causes sont des motifs d'*exemption* et de *réforme*, si elles occasionnent une faiblesse notable de l'articulation ou la déviation du membre. (N° 56.)

DÉFORMATIONS DES OS. — Les *déformations des os* par suite de rachitisme ou de fractures vicieusement consolidées, déterminent l'*exemption* et la *réforme*. (N° 61.)

DÉFORMATIONS DE LA POITRINE ET DE L'OMOPLATE. — Les *déformations de la poitrine* qui ne nuisent pas aux fonctions des organes internes, *celles de l'omoplate* qui n'entravent pas les mouvements des membres supérieurs, sont *compatibles avec le service auxiliaire*. (A. N° 17.)

DÉFORMATIONS RACHITIQUES. — *V. Lésions pathologiques*, page 79.

DÉGÉNÉRESCENCES. — **1.** La *dégénérescence* de la caroncule motive l'*exemption*. La *réforme* est subordonnée au résultat du traitement. (N° 127.)

2. Les *dégénérescences* des reins déterminent l'*incapacité* de servir. (N° 269.)

3. *Dégénérescences carcinomateuses.* — *V. Œsophage,* page 100.

DELIRIUM TREMENS. — Le *delirium tremens*, résultat de l'abus des liqueurs alcooliques, se montre par accès dont le retour est subordonné aux excès du sujet qui en est atteint. Peu graves dans le commencement, les accès acquièrent, à la fin, une grande intensité et entraînent alors l'*exemption* et la *réforme*. (N° 74.)

DENTS MAUVAISES. — Le nouveau système de charger les armes à feu portatives ne nécessite plus, comme autrefois, l'intégrité des incisives et des canines ; cependant un militaire a besoin d'avoir de bonnes dents pour mâcher ses aliments qui parfois, comme le biscuit, sont durs à broyer. Un *mauvais état des dents* est donc incompatible avec le service militaire. L'*exemption* doit être prononcée toutes les fois que la mastication est difficile et incomplète, par suite de la perte ou de l'altération d'un grand nombre de dents, surtout si ce mauvais état des dents s'accompagne de ramollissement, d'ulcération et d'état fongueux des gencives, ou si la constitution du sujet est faible et détériorée.

La *réforme* sera prononcée dans les mêmes conditions.

L'*absence de dents* peut être le résultat d'une manœuvre coupable ; on ne peut cependant l'affirmer, lors même que les dents restantes sont saines et que la constitution est bonne. Toutefois, il est permis, en pareil cas, de se montrer plus rigoureux pour prononcer l'*exemption*. (N° 172.)

DÉPRESSIONS. — Les *dépressions* profondes provenant de fractures simples ou compliquées ou reconnaissant pour cause les distensions articulaires, sont des causes d'*exemption* et peuvent être des causes de *réforme*. (N° 296.)

DERMATOSES. — La face est le siège d'un assez grand nombre d'affections de la peau, pour l'appréciation desquelles on consultera les divers articles relatifs aux maladies des tissus. (N° 102.)

DESTRUCTION DES PAUPIÈRES. — *V. Coloboma,* page 30.

DÉVELOPPEMENT. — *V. Arrêt de développement,* page 16.

DÉVIATIONS DU RACHIS. — **1.** Les *déviations du rachis,* qui sont de plusieurs sortes, consistent dans la cyphose ou courbure à convexité postérieure, la lordose ou courbure à convexité antérieure, la scoliose ou courbure latérale. Elles impliquent l'*impossibilité de servir,* si elles sont assez prononcées pour constituer une difformité. Elles occasionneraient alors pour le militaire une grande gêne sous l'équipement et le priveraient de la plénitude et de la précision de ses mouvements. Elles peuvent produire quelquefois la compression de la moelle ou des viscères contenus dans la cavité thoracique.

Les *déviations antérieures* et *postérieures* résultent le plus fréquemment d'une mauvaise position habituelle ; elles sont presque toujours assez étendues et n'ont qu'une seule courbure.

Les *déviations latérales* se rattachent à des causes diverses : au rachitisme, à un développement irrégulier du corps des vertèbres, à un défaut d'équilibre dans les forces motrices qui agissent sur le rachis, etc. ; elles présentent plusieurs courbures qui sont toujours alternes et une torsion de la colonne vertébrale qui entraîne la déformation du thorax et le déplacement des omoplates.

Dans les déviations latérales qui proviennent d'une claudication consécutive à un raccourcissement d'un des membres inférieurs ou à une affection de l'articulation coxo-fémorale, la courbure est moindre, souvent unique, et sans torsion du rachis.

Les déviations offrent beaucoup de ressources à la *simulation :* on voit des sujets se présenter le dos voûté, la poitrine creusée en avant et prétendant ne pouvoir pas se redresser. On déjoue cette supercherie soit en faisant coucher l'individu sur le ventre, lui serrant fortement les lombes à l'aide d'une ceinture et lui étendant ensuite les bras au-dessus de la tête, soit, au contraire, en le plaçant sur le dos et en ôtant tout point d'appui à ses extrémités.

D'autres simulent des déviations latérales en les provoquant à l'aide d'agents mécaniques, et quelquefois arrivent à produire des courbures permanentes qui constituent une infirmité réelle et irrémédiable. Dans la déviation latérale simulée, la courbure est unique, étendue et comprend les régions lombaire et dorsale : le tronc est plus ou moins incliné du côté opposé à la convexité de la courbure, suivant que le bassin est plus ou moins élevé de ce dernier côté. Il n'y a pas, comme dans la déviation spontanée, une torsion de la colonne vertébrale; l'épaule correspondante à la convexité est plus élevée que l'autre, mais ne fait pas de saillie en arrière, et le thorax n'est pas sensiblement déformé. En dedans de la courbure, la peau présente des plis parallèles assez profonds, tandis que, dans la scoliose vraie, ces plis sont peu marqués, siègent sous l'aisselle, si la courbure opposée est la région dorsale ; entre les fausses côtes et la crête iliaque, lorsque la courbure est dorso-lombaire.

Les déviations *provoquées* se reconnaissent aux mêmes

signes : à l'absence de courbures multiples et de torsion des vertèbres. Les simulateurs parviennent quelquefois, en combinant certains moyens, à produire des courbures alternes, mais ils n'arrivent jamais à établir la torsion de la colonne vertébrale. Toutefois, il ne faut pas oublier que les déviations latérales déterminées par la claudication sont le plus souvent limitées à une courbure simple et sans torsion des vertèbres; mais alors le médecin pourra constater soit un raccourcissement réel d'un des membres inférieurs, soit une affection de l'articulation de la hanche, luxation ou coxalgie.

Du reste, quelle que soit la présomption que l'on puisse avoir relativement à la provocation, elle ne s'élève jamais à un degré de certitude suffisant pour motiver une accusation, et, du moment que l'infirmité existe et qu'elle est irrémédiable, l'*exemption* doit être prononcée. (N° 244.)

— **2. DU STERNUM**. — Les *déviations partielles* du sternum ou des côtes et de leurs cartilages, par suite de fractures vicieusement consolidées ou de luxations non réduites, sont des causes qui rendent *impropre* au service militaire. (N° 214.)

— **3. DU CONDUIT AUDITIF**. — La *déviation* du conduit auditif, avec gêne notable de l'audition, est susceptible de motiver l'*exemption*. (N° 88.)

— **4. DES OS**. — Les *déviations* provenant de fractures simples ou compliquées ou reconnaissant pour cause les distensions articulaires, sont des causes d'*exemption* et peuvent être des causes de *réforme*. (N° 296.)

DIABÈTE SUCRÉ. — Le *diabète sucré* ou glycosurie peut être rangé dans les maladies générales. Les symptômes généraux mettent sur la voie du diagnostic de cette affection, que confirme la réaction de l'urine sur la liqueur cupro-potassique.

Le diabète sucré constitue un cas d'*exemption* et de *réforme*. (N° 6.)

DIFFORMITÉS DE LA FACE, DU NEZ. — Les *difformités de la face, du nez,* qui excluent du service armé, mais qui, cependant, ne sont pas exagérées et n'entraînent aucun trouble fonctionnel important, sont *compatibles avec le service auxiliaire.* (A. N° 13.)

V. Nez, page 90.

DIFFORMITÉS DE LA LANGUE. — *V. Langue* (*Difformités de la*), page 77.

DIFFORMITÉS DES MEMBRES. — Les *difformités* congénitales ou acquises des membres qui n'entravent pas notablement leurs fonctions, telles que : un cal volumineux et même légèrement difforme ; une incurvation modérée des membres supérieurs ou inférieurs ; l'inégalité des membres supérieurs ; le raccourcissement d'un membre inférieur, s'il n'en résulte qu'une légère claudication, sont *compatibles avec le service auxiliaire.* (A. N° 23.)

DIFFORMITÉS DES OS MAXILLAIRES. — *V. Os maxillaires,* page 97.

DIFFORMITÉS DES PAROIS THORACIQUES. — Les *difformités congénitales* ou *acquises* de la poitrine, les *difformités* dépendant du rachitisme, qui sont fréquentes et affectent ordinairement toute la cage thoracique, sont des causes qui rendent *impropre* au service militaire.

L'omoplate peut être aussi le siège de *difformités* qui sont *incompatibles* avec la profession militaire. (N° 214.)

DILATATION DE L'ŒSOPHAGE. — *V. Œsophage,* page 100.

DILATATION DU CŒUR. — La *dilatation* du cœur avec amincissement des parois détermine, comme l'hypertrophie, une augmentation de la matité précordiale, mais elle s'en distingue par l'affaiblissement des contractions du cœur, la diminution de son impulsion, l'absence de voussure de la région précordiale. Elle motive l'*exclusion* de l'armée. (N° 231.)

DILATATION DES VAISSEAUX LYMPHATIQUES. — La *dilatation* considérable des vaisseaux lymphatiques donne droit à l'*exemption*. (N° 41.)

DILATATIONS ARTÉRIELLES. — Les *dilatations* ou varices artérielles, les anévrysmes, quels qu'en soient la variété et le siège, sont des causes d'*exemption*. Ces affections déterminent la *réforme* si elles sont au-dessus des ressources de l'art. (N° 40.)

DIMINUTION DE L'OUÏE. — Le rétrécissement d'un des conduits auditifs avec une *diminution* de l'ouïe peu prononcée, est *compatible avec le service auxiliaire.* (A. N° 3.)

DIPLOPIE. — La *diplopie* résulte d'un dérangement dans la symétrie des axes visuels et s'observe le plus souvent avec le strabisme paralytique. Elle est quelquefois l'annonce de l'ataxie locomotrice. Dans les deux cas, elle détermine l'*inaptitude* au service militaire. (N° 158.)

DIRECTION VICIEUSE DES ORTEILS. — *V. Chevauchement,* page 27.

DISTENSIONS. — Les *distensions* articulaires, consécutives à l'entorse, à la luxation et à d'autres causes, sont des motifs d'*exemption* et de *réforme* si elles occasionnent une faiblesse notable de l'articulation ou la déviation du membre. (N° 56.)

DIVISION DE LA LANGUE. — *V. Langue (Difformités de la),* page 77.

DOIGTS PALMÉS. — Les *doigts palmés* sont une cause d'*exemption* du service militaire, lorsque la membrane qui les réunit s'oppose au libre exercice de leurs fonctions. (N° 303.)

DOIGTS SURNUMÉRAIRES. — Les *doigts surnuméraires* sont une cause d'*exemption*. (N° 302.)

Les *doigts* et les orteils surnuméraires qui ne gênent pas notablement les fonctions de la main et du pied sont *compatibles avec le service auxiliaire.* (A. N° 29.)

DOULEURS RHUMATISMALES. — *V. Goutte,* page 62.

E

ECTHYMA CACHECTICUM. — L'*ecthyma cachecticum,* qui est le reflet d'une altération profonde de l'organisme, donne lieu à l'*exemption* et entraîne la *réforme* dans les cas d'incurabilité. (N° 21.)

ECTROPION. — Le renversement des paupières en dehors (*ectropion*), assez prononcé pour déterminer du larmoiement ou nuire à la physionomie, détermine l'*inadmissibilité* dans l'armée. (N° 112.)

ECZÉMA. — Les affections cutanées légères ou à forme aiguë, telles que l'*eczéma*, qui guérissent facilement, sont *compatibles avec le service militaire*.

Les affections chroniques, le plus généralement liées à un état constitutionnel ou diathésique, donnent lieu à l'*exemption* et entraînent la *réforme* dans les cas d'incurabilité, telles sont :

1. L'*eczéma chronique,* affection fréquente, souvent tenace et sujette à récidive. (N°s 14 et 15.)

2. L'*eczéma chronique* confère l'*exemption* s'il dépend d'une constitution strumeuse. (N° 66.)

ÉLÉPHANTIASIS. — **1.** L'*éléphantiasis,* nom donné à deux maladies différentes, dont l'une est une affection tuberculeuse de la peau (*éléphantiasis des Grecs*) et l'autre une intumescence difforme de quelque partie du corps et surtout des jambes (*éléphantiasis des Arabes*), à laquelle la peau est probablement étrangère dès le début, est *incompatible* avec le service militaire.

Très rare en France, l'éléphantiasis s'observe en Algérie. (N° 27.)

2. Le cancer des membres sous toutes ses formes, l'*éléphantiasis,* entraînent l'*exemption* et la *réforme.* (N° 297.)

3. *Éléphantiasis du scrotum.* — *V. Scrotum,* page 124.

EMPHYSÈME PULMONAIRE. — *L'emphysème pulmonaire* entraîne nécessairement *l'exemption*. C'est une affection assez fréquente dans l'armée ; elle n'exigerait la *réforme* que si elle était assez étendue pour provoquer des accès de suffocation. (N° 224.)

EMPHYSÈME DU SCROTUM. — *V. Scrotum*, page 124.

ENCANTHIS. — L'hypertrophie (*encanthis*) et la dégénérescence de la caroncule motivent *l'exemption*. La *réforme* est subordonnée au résultat du traitement. (N° 127.)

ENCÉPHALE (Maladies de l'). — *V. Moelle (Maladies de la)*, page 83.

ENCÉPHALOÏDE. — *V. Enchondrome*, ci-après.

ENCHONDROME. — **1**. Les os peuvent être, comme les autres tissus, le siège de productions et de tumeurs diverses qui rendent *impropre* au service, telles que l'*enchondrome*, les tumeurs à myéloplaxes, les kystes, etc. (N° 61.)

2. Les engorgements chroniques de la glande parotide, les *enchondromes* et autres tumeurs dont la région parotidienne peut être le siège, rendent *impropre* au service et nécessitent la *réforme* lorsqu'ils sont incurables. (N° 193.)

ENDOCARDITE. — La péricardite et l'*endocardite aiguës* laissent souvent après elles des altérations graves qui doivent faire prononcer *l'exemption ;* ces affections peuvent aussi nécessiter la *réforme* si elles sont rebelles. (N° 229.)

ENFONCEMENTS DU STERNUM. — **1.** Les *enfoncements* assez considérables de la partie inférieure du sternum ou de l'appendice xiphoïde, avec renversement de cet appendice soit en dedans, soit en dehors, sont des causes qui rendent *impropre* au service militaire. (N° 214.)

2. Les déformations de la poitrine : *enfoncement* ou saillie du sternum, ou des côtes, qui ne nuisent pas aux fonctions des organes internes, sont *compatibles avec le service auxiliaire*. (A. N° 17.)

ENGORGEMENTS. — **1.** Les *engorgements* du système lymphatique exigent l'*exemption*. Ces affections entraînent la *réforme* lorsqu'elles ont été réfractaires à tout traitement. (N° 41.)

2. Les *engorgements* et les abcès ganglionnaires, qui sont des manifestations de la scrofule, motivent l'*exemption* lorsque leur caractère scrofuleux est bien démontré et que l'étendue et la fragilité des cicatrices sont considérables. (N° 191.)

3. Les *engorgements chroniques* de la glande parotide, les enchondromes et autres tumeurs, dont la région parotidienne peut être le siège, rendent *impropre* au service et nécessitent la *réforme* lorsqu'ils sont incurables. (N° 193.)

4. Il en est de même de ceux résultant de phlegmons. (N° 297.)

5. *Engorgements chroniques de la rate.* — *V. Foie*, page 60.

ENGORGEMENT DE LA LANGUE. — *V. Langue* (*Difformités de la*), page 77.

ENTORSES. — Les *entorses* violentes sont des causes d'*exemption* et peuvent être des causes de *réforme*. (N° 296.)

ENTROPION. — Le renversement des paupières en dedans (*entropion*), s'accompagnant de frottement des cils sur la cornée, détermine l'*inadmissibilité* dans l'armée. (N° 112.)

ÉPANCHEMENTS. — **1.** Les *épanchements chroniques* des grandes cavités splanchniques déterminent l'*inaptitude* au service militaire. Toutefois, ils ne font prononcer la *réforme* qu'après un traitement infructueux. (N° 37.)

2. Les *épanchements pleurétiques* sont toujours des cas d'*exemption* ; ils n'exigent la *réforme* que lorsqu'ils ont résisté à un traitement rationnel, qu'ils ont altéré la constitution ou déformé le thorax. (N° 226.)

ÉPIGLOTTE (Déformation ou destruction de l'). — La déformation ou la destruction de l'épiglotte, par suite d'inflammation chronique, d'ulcérations ou de lésions traumatiques, motivent l'*exemption* et la *réforme* s'il en résulte une gêne dans la déglutition ou la phonation. (N° 199.)

ÉPILEPSIE. — **1.** L'*épilepsie* est fréquemment *simulée* ; ce n'est qu'à l'aide d'une connaissance très exacte des signes qui la caractérisent qu'on parvient à reconnaître la fraude.

Dans l'épilepsie *réelle*, au début de l'attaque, l'individu jette un cri, perd connaissance et tombe en avant avec violence ; son visage est d'une pàleur cadavérique, sa respiration est suspendue, ses muscles sont violemment contractés et animés de mouvements fibrillaires, et la contraction est toujours plus prononcée d'un côté que de l'autre. Les muscles de la face, de la poitrine, de l'abdomen, participent à cet état spasmodique ; le pouce est fléchi et recouvert par les autres doigts. Cette période ne dure que quelques secondes et échappe généralement à l'observation du médecin.

Aux convulsions toniques succèdent les convulsions cloniques, également plus intenses d'un côté ; c'est alors que la langue engagée entre les mâchoires est quelquefois coupée, et qu'une écume sanguinolente s'échappe de la bouche. La pàleur de la face est remplacée par une coloration livide, les vaisseaux du cou sont turgescents. La respiration est bruyante, saccadée ; le pouls petit et précipité. La chaleur de la peau est normale. Après 1 à 2 minutes, les convulsions cessent, mais il reste un état congestif du cerveau ; il y a de la stupeur, une insensibilité complète, la pupille est immobile et dilatée, la respiration est stertoreuse, le pouls se ralentit, la peau est sudorale, la face devient pàle. Au bout de 10 à 30 minutes, la sensibilité et l'intelligence reparaissent.

Les *simulateurs* habiles parviendront à reproduire plus ou moins bien plusieurs de ces symptômes ; quelques-uns triomphent des épreuves auxquelles on les soumet pour constater l'existence de l'insensibilité, mais ils ne peuvent imiter l'immobilité de la pupille, les mouvements fibrillaires des muscles, les divers changements de coloration de la face, les troubles de la respiration, etc.

Les épileptiques se font parfois des blessures au visage, à la langue et ailleurs qui laissent des cicatrices
qu'on peut utiliser pour le diagnostic. A la suite d'épilepsie ancienne avec accès très répétés, la physionomie
prend chez quelques malades une expression particu-
lière de tristesse, de timidité et de stupidité, l'intelligence s'affaiblit et les dents incisives sont usées en
avant.

Le conseil de révision n'a généralement, pour baser
sa décision, que les renseignements fournis par la notoriété publique ; mais les médecins des corps et des hôpitaux doivent constater *de visu* la réalité de l'épilepsie
avant de proposer pour la *réforme* les sujets qui en sont
atteints. (N° 75.)

2. L'*épilepsie alcoolique,* forme assez commune chez
les soldats intempérants, guérit ordinairement après
quelques jours du régime hospitalier. (N° 76.)

ÉPIPHORA. — Le larmoiement ou *épiphora chronique* est un motif d'*exemption* s'il est suffisamment développé pour constituer une infirmité. Les affections
principales qui le déterminent : la déviation et l'obstruction des points lacrymaux, l'oblitération ou la coarctation des conduits lacrymaux ou du canal nasal, sont
susceptibles de guérison et n'entraînent qu'exceptionnellement la *réforme.*

Il est souvent difficile de constater ces lésions devant
le conseil de révision; on n'a ni le temps ni la facilité de
pratiquer le cathétérisme et l'injection de ces conduits
pour asseoir un diagnostic certain. Mais on observe généralement, avec le larmoiement, une blépharite du
bord de la paupière inférieure correspondante, qui sert
à éclairer le diagnostic. Dans le cas où l'oblitération est

au-dessous du sac lacrymal, en pressant celui-ci avec le doigt, on fait souvent refluer un liquide purulent par les points lacrymaux. (N° 120.)

ÉPISPADIAS. — L'*épispadias* est une difformité congénitale dans laquelle l'orifice de l'urèthre est situé à la face dorsale de la verge et près de sa base; il impose l'*exclusion* du service militaire. (N° 278.)

ÉPULIS. — L'*épulis* motive l'*exemption* si elle envahit de grandes surfaces ; susceptible de guérison à l'aide de moyens chirurgicaux, elle exige rarement la *réforme*. (N° 171.)

ÉRYSIPÈLE. — Les *érysipèles,* les érythèmes, exanthèmes, l'eczéma, l'herpès, l'impétigo, qui guérissent facilement, sont *compatibles* avec le service militaire. (N° 14.)

ÉRYTHÈMES. — *V. Érysipèle,* ci-dessus.

ESTOMAC (Maladies de l'). — Les affections chroniques de l'estomac, lorsque leur existence est bien démontrée, sont des motifs d'*exemption,* et font prononcer la *réforme* si elles sont réfractaires à toute médication. (N° 240.)

EXANTHÈMES. — *V. Érysipèle,* ci-dessus.

EXOPHTHALMIE. — L'*exophthalmie,* qu'elle soit produite par la présence d'une tumeur de l'orbite ou par une maladie générale (*goître exophthalmique*), motive l'*exemption,* et exige la *réforme* lorsqu'elle est au-dessus des ressources de l'art. (N° 155.)

EXOSTOSES. — **1.** Les *exostoses* sont compatibles avec le service militaire, à moins qu'elles n'apportent de la gêne dans les parties où elles siègent, et, même dans ce cas, elles ne motivent qu'exceptionnellement l'*exemption*. (N° 60.)

2. La face est fréquemment le siège d'*exostoses*. Ces affections, quand elles sont considérables, entraînent l'*exemption*. Mais, développées chez des militaires, comme plusieurs d'entre elles sont curables, elles ne motiveraient la *réforme* qu'après avoir résisté à un traitement rationnel. (N° 99.)

3. L'*exostose* de la paroi orbitaire motive l'*exemption* si elle cause une infirmité gênante pour le malade et compromettante pour les organes voisins. (N° 160.)

4. L'*exostose sous-unguéale* du gros orteil peut entraîner l'*exemption* du service. (N° 313.)

5. *Exostose du sternum.* — *V. Sternum*, page 127.

6. Les *exostoses* qui n'ont d'autre inconvénient que d'apporter une gêne à la coiffure militaire : casque ou shako, sont *compatibles avec le service auxiliaire.* (A. N° 1.)

EXSUDATS DE LA PUPILLE. — **1.** Les *exsudats de la pupille* qui obstruent le champ pupillaire, de manière à réduire l'acuité visuelle à un quart, motivent l'*exemption* de l'armée. (N° 140.)

2. Les *exsudats de la pupille* qui ont abaissé d'un côté l'acuité visuelle au-dessous d'un *quart*, l'autre œil ayant conservé une vision *normale* ou égale à un *quart,* sont *compatibles avec le service auxiliaire.* (A. N° 9.)

EXTENSION INCOMPLÈTE DU BRAS. — La raideur d'une articulation avec diminution légère de l'étendue des mouvements et qui ne nuit pas très sensiblement à l'action des membres, telle que l'*extension incomplète* de l'avant-bras sur le bras, est *compatible avec le service auxiliaire.* (A. N° 27.)

EXTENSION PERMANENTE DES DOIGTS. — L'*extension permanente* d'un ou de plusieurs doigts peut être congénitale ou acquise et reconnaître des causes très diverses : cicatrices, rétractions fibreuses, musculaires ou tendineuses, paralysie, altérations des phalanges ou de leurs articulations. Elle détermine l'*incapacité* de servir, excepté dans les cas où elle est très limitée et n'entrave pas les fonctions de la main, ou lorsqu'elle porte sur l'auriculaire, disposition assez fréquente chez les hommes habitués aux travaux manuels. (N° 302.)

F

FAIBLESSE DE CONSTITUTION. — La *faiblesse de constitution*, sans être une maladie, rend *impropre au service militaire*. Il peut résulter de l'exploration d'ensemble, sans que l'examen successif des divers appareils ou tissus de l'économie révèle une maladie ou une infirmité spéciale motivant par elle-même l'*exemption* du service, l'opinion que le sujet examiné ne jouit pas de cette force de tout l'organisme qui met à même de résister aux influences extérieures, assure la durée de la santé et donne la vigueur et l'énergie nécessaires au métier des armes.

On ne saurait préciser d'une manière absolue l'état, dépendant de données ou de conditions très variables, qui caractérise la faiblesse de constitution. Les traits principaux, néanmoins, sont les suivants : taille trop élevée, disproportionnée avec la largeur du corps ; cou allongé et mince ; poitrine étroite, enfoncée ou aplatie ; ventre déprimé. Les membres, au lieu d'être renflés au centre des diaphyses, c'est-à-dire au centre des muscles, et de se rétrécir vers les jointures, présentent un état inverse : les extrémités des os semblent gonflées ; les articulations sont empâtées et les parties intermédiaires grêles, effilées ; la peau est sèche et rude, ou molle et flasque, dégarnie de poils ; les lèvres sont pâles et blafardes ; la voix est peu vibrante, la parole peu accentuée ; le regard manque de vivacité ; les gestes, enfin, sont mous et lents.

On n'oubliera pas toutefois que les apparences de débilité et d'état valétudinaire peuvent être provoquées par l'abstinence prolongée, par l'usage de purgatifs ou de vomitifs répétés, etc., de même qu'elles peuvent se présenter dans la convalescence de maladies aiguës très graves. Le médecin expérimenté distinguera facilement cette émaciation indépendante de la constitution, à la conservation d'une certaine animation des traits, à des restes de coloration de la peau, qui n'atteint jamais à la pâleur diaphane caractéristique de la faiblesse constitutionnelle.

La mensuration de la circonférence de la poitrine ne peut être considérée comme un élément absolu d'appréciation de l'aptitude physique au service militaire, le périmètre thoracique variant avec la race, l'âge, la taille, les habitudes et la profession des individus. Toutefois on peut en tenir compte, dans de certaines limites, lorsque le périmètre thoracique est au-dessous de 0^m,78, la mensuration étant faite immédiatement au-dessous de la saillie des muscles pectoraux, pendant l'intervalle de deux respirations normales, les bras tombant.

L'*ajournement* doit être prononcé, conformément à l'article 18 de la loi sur le recrutement (27 juillet 1872), lorsque la faiblesse de constitution n'est pas le résultat de lésions ou de troubles fonctionnels ; qu'elle provient d'une croissance trop rapide ou d'une évolution tardive de l'organisme, et que la constitution paraît susceptible de s'améliorer dans le laps de temps que la loi a fixé pour l'ajournement. (N° 1.)

FAIBLESSE D'UNE ARTICULATION. — La *faiblesse d'une articulation* consécutive à une entorse ou à une luxation sans relâchement des ligaments ou engorgement des tissus, si l'on peut croire qu'elle disparaîtra avec le temps, est *compatible avec le service auxiliaire*. (A. N° 26.)

FARCIN. — L'affection morvo-farcineuse est transmise des solipèdes à l'homme par inoculation ou par contagion. La morve et le *farcin* chroniques peuvent seuls nous arrêter.

Le *farcin chronique* est caractérisé par l'apparition d'abcès multiples à évolution rapide, peu nombreux, isolés, mal circonscrits, développés dans les muscles et suivis de fistules ou d'ulcères. Il marche lentement, dure plusieurs mois ou plusieurs années et se termine la plupart du temps par la mort, rarement par la guérison.

L'affection *morvo-farcineuse* entraîne nécessairement l'*incapacité* de servir. (N° 12.)

FAVUS. — **1.** Le *favus* a pour siège principal le cuir chevelu. (N° 26.)

Le *favus* ou teigne faveuse (*achorion*) présente des croûtes sèches, de couleur jaunâtre, en forme de godets, et une altération des cheveux qui sont rares, grêles, cassants, lanugineux, et dont l'atrophie des follicules pileux détermine la chute. (N° 62.)

2. Le *favus* est une cause d'*exemption*. La *réforme* est indiquée dans les cas où l'alopécie occupe une grande surface et est irrémédiable. (N° 64.)

3. *Simulation.* La teigne faveuse est simulée avec de l'acide azotique employé en pommade ou déposé goutte à goutte sur le cuir chevelu. On s'aperçoit de la fraude à l'absence de l'odeur caractéristique du *favus*, à la forme des croûtes qui ne sont pas en godets, à la présence de petites plaies superficielles entourées d'une auréole enflammée et circonscrite que l'on découvre en enlevant les croûtes. Les individus atteints de *favus* sont ordinairement chétifs, lymphatiques et affectés d'engorgement des ganglions cervicaux.

L'huile de cade, l'huile de croton, le tartre stibié, des poudres diverses jetées dans les cheveux servent à simuler d'autres affections cutanées.

La *dissimulation du favus* s'opère en faisant tomber les croûtes à l'aide d'un cataplasme. Elle est reconnue à la rougeur de la peau et à l'altération et à la rareté des cheveux au niveau des parties malades. (N° 66.)

FÉTIDITÉ DE L'HALEINE. — La *fétidité de l'haleine,* qu'elle dépende du mauvais état des dents ou de toute autre cause, doit déterminer *l'exemption* lorsqu'elle est tellement prononcée qu'elle peut être insupportable pour les autres personnes. Il faut auparavant s'assurer si elle ne tient pas à la malpropreté de la bouche ou à une supercherie. (N° 175.)

FISSURE A L'ANUS. — La *fissure à l'anus*, le plus souvent liée à des hémorrhoïdes ou à la syphilis, même compliquée de contracture du sphincter anal, ne doit déterminer que rarement *l'exemption*. Cette affection est quelquefois très pénible pour les malades, mais la guérison en est facile à l'aide d'un traitement approprié ou d'une opération chirurgicale peu importante. (N° 259.)

FISSURES DU STERNUM. — *V. Parois thoraciques*, page 104.

FISTULES DE LA FACE. — Les *fistules de la face*, autres que les fistules dentaires, constituent toujours des cas *d'exemption*. (N° 101.)

FISTULES DENTAIRES. — Les *fistules dentaires* qui s'ouvrent à la face sont généralement guéries par l'avulsion de la dent malade, et ne constituent pas une cause *d'inaptitude* au service militaire. (N° 174.)

FISTULES LACRYMALES. — La *fistule lacrymale*, qui est la conséquence de l'oblitération ou l'obstruction du canal nasal, présente des conditions *d'inaptitude* au service. Toutefois, le renvoi de l'examen du sujet à la fin et avant la clôture des opérations du conseil sera demandé, dans les cas d'inflammation aiguë du sac lacrymal pouvant se terminer sans laisser de traces. L'admission à la *réforme* doit être réservée aux malades réfractaires à tout traitement. Il est bon de se rappeler qu'il existe quelquefois, à l'angle interne de l'œil, des abcès ou des trajets fistuleux indépendants des voies lacrymales et sans gravité n'exigeant pas l'*exemption*. (N° 121.)

FISTULES OSSEUSES ET ARTICULAIRES. — *V. Lésions pathologiques*, page 79.

FISTULES URINAIRES ET FISTULES A L'ANUS. — Les *fistules* siégeant au périnée ou au pourtour de l'anus, qu'elles soient en communication avec les voies urinaires ou avec le tube digestif, ou symptomatiques de carie, de nécrose des os du bassin, les *fistules anales incomplètes*, compliquées d'un décollement étendu du rectum, entraînent l'*exemption*. Les moyens chirurgicaux doivent avoir été employés sans succès avant que la *réforme* soit proposée. (N° 260.)

FLEXION INCOMPLÈTE DE LA JAMBE, DES DOIGTS ET FLEXION PERMANENTE ET COMPLÈTE DE L'AURICULAIRE. — La raideur d'une articulation avec diminution légère de l'étendue des mouvements et qui ne nuit pas très sensiblement à l'action des membres, comme : l'extension incomplète de l'avant-bras sur le bras, la *flexion incomplète de la jambe* sur la cuisse, les mouvements opposés étant libres ; la *flexion permanente et complète de l'auriculaire* de l'une ou l'autre main, la *flexion incomplète de plusieurs doigts*, est *compatible avec le service auxiliaire*. (A. N° 27.)

FLEXION PERMANENTE DES DOIGTS. — La *flexion* permanente d'un ou de plusieurs doigts peut être congénitale ou acquise et reconnaître des causes très diverses : cicatrices, rétractions fibreuses, musculaires ou tendineuses, paralysies, altérations des phalanges ou de leurs articulations. Elle détermine l'*incapacité* de servir, excepté dans le cas où elle est très limitée et n'entrave pas les fonctions de la main, ou lorsque la flexion, quoique assez marquée, porte sur l'auriculaire, disposition assez fréquente chez les hommes habitués aux travaux manuels. (N° 302.)

FOIE (Affections du) ET DE LA RATE. — Les affections du foie de longue durée, telles que l'hépatite chronique, les abcès, les tumeurs acéphalocystes, le cancer, la cirrhose, les calculs de la vésicule biliaire, motivent l'*exemption* et fréquemment la *réforme*.

Les engorgements chroniques volumineux de la rate, les abcès de cet organe sont dans le même cas.

Toutefois, dans les contrées palustres, où les fièvres intermittentes sont endémiques, il n'est pas rare de rencontrer des engorgements de la rate et du foie qui disparaissent sous l'influence d'une médication appropriée, et surtout d'un changement de résidence. Ces considérations devront imposer une certaine réserve au médecin chargé de faire connaître son opinion au conseil. Il devra toujours se prononcer pour l'admission des sujets qui n'ont qu'un engorgement peu considérable et dont l'état général est d'ailleurs satisfaisant. (N° 242.)

FRONT (Difformité, protubérance, exostoses du). — La protubérance, la difformité, les exostoses du front, ne permettant pas l'usage des coiffures militaires, exigent l'*exemption*. (N° 97.)

G

GAINES TENDINEUSES (Hydropisie des). —
L'inflammation et l'*hydropisie des gaînes tendineuses*
ont une gravité variable en raison de leur étendue et de
la région qu'elles occupent. Le médecin puisera dans
un examen attentif les motifs de son appréciation. Ces
considérations sont complétées dans l'étude des maladies
des régions. (N° 51.)

GIBBOSITÉ. — *V. Déviations du rachis,* page 40.

GENCIVES (Maladies des). — *V. Muqueuse buccale,* page 85.

GLANDE MAMMAIRE (Inflammations de la). —
Les *inflammations de la glande mammaire* sont rarement des causes d'*exemption*, mais on observe quelquefois des hypertrophies glandulaires assez développées
pour la motiver. La *réforme* n'est prononcée que si l'affection est incurable. (N° 218.)

GLANDE PAROTIDE (Tumeurs de la). — Les *engorgements chroniques* de la glande parotide, les enchondromes et autres *tumeurs,* dont la région parotidienne
peut être le siège, rendent *impropre* au service et nécessitent la *réforme* lorsqu'ils sont incurables. (N° 193.)

GLANDE THYROÏDE (Tumeurs de la). — *V. Goître,* page 62.

GLAUCOME. — *V. Choroïdites,* page 28.

GLYCOSURIE. — *V. Diabète,* page 43.

GOITRE. — Les tumeurs désignées sous le nom générique de *goitre :* l'hypertrophie, les kystes de la glande thyroïde, le développement même peu considérable du lobe médian, quand il atteint la fourchette sternale et se prolonge au-dessous d'elle, déterminent l'*inaptitude* à la profession des armes. Cependant, dans les pays où le *goitre* est endémique, cette affection, lorsqu'elle est récente, peu développée, sans induration, sans complication de kystes, étant susceptible de guérison, surtout par le changement de climat et d'habitude qu'amène la vie militaire, ne saurait être une cause suffisante d'*exemption*. Quant à la *réforme,* elle ne doit être prononcée que si l'engorgement glandulaire résiste à une médication prolongée. (N° 194.)

GONFLEMENT DE LA LANGUE. — *V. Langue (Difformités de la)*, page 77.

GOUTTE. — Les névralgies habituelles, telles que la sciatique, les douleurs rhumatismales chroniques, faciles à *simuler,* sont souvent alléguées par les sujets examinés comme cause d'*exemption*. Lorsque ces affections sont réelles et qu'elles durent depuis longtemps, elles produiront toujours un amaigrissement, un affaiblissement notable des parties qui en sont le siège ; elles constituent alors une cause d'*exemption*. Lorsque aucun signe apparent ne décèle leur existence, et que le médecin ne parvient pas à distinguer la maladie réelle de la maladie suspectée de simulation, il y a lieu de recourir à la notoriété publique. Ces affections ne peuvent entraîner la *réforme* qu'autant que tous les moyens d'investigation

propres à constater leur existence et que toutes les ressources de la thérapeutique ont échoué.

La *goutte,* le rhumatisme noueux, rares dans la jeunesse, sont des motifs d'*incapacité* de servir. (N° 300.)

GRENOUILLETTE. — La *grenouillette,* qui est
une des plus fréquentes altérations de l'appareil salivaire,
cause une gêne plus ou moins grande de la langue;
lorsqu'elle a acquis un certain développement, elle
exige l'*exemption,* mais ne nécessite pas la *réforme.*
(N° 180.)

H

HÉMATÉMÈSE. — L'*hématémèse* est souvent le
signe d'une affection grave de l'estomac, qui est *incompatible* avec la vie militaire, mais il ne faut pas se laisser
tromper par les *simulateurs* qui ingèrent secrètement
une certaine quantité de sang qu'ils vomissent devant
les personnes dont ils invoquent ensuite le témoignage.
Lorsque l'*hématémèse* est liée à une affection grave, elle
donne toujours lieu à divers symptômes qui en révèlent
l'existence, et lorsque l'hémorrhagie s'est répétée, elle
détermine un affaiblissement et un amaigrissement marqués. (N° 244.)

HÉMATOCÈLE. — L'*hématocèle de la tunique vaginale* est une cause d'*inaptitude* au service. Elle n'entraîne la *réforme* que si elle est incurable. (N° 287.)

HÉMATURIE. — L'*hématurie* est une affection dont
il est souvent difficile de préciser le siège et la cause;

elle peut être observée quelquefois à la suite de congestions rénales et, dans ce cas, elle ne détermine pas l'*incapacité* pour le service militaire, mais elle est liée d'autres fois à des calculs ou à d'autres affections graves des reins et de la vessie. Dans ces derniers cas, l'*exemption* est indiquée, et la *réforme* doit être prononcée si la guérison est reconnue impossible. (N° 277.)

HÉMÉRALOPIE. — L'*héméralopie* épidémique est de courte durée et n'exempte pas du service ; mais il y a des héméralopies qui sont symptomatiques de la rétinite pigmentaire et qui, comme cette affection, rendent *impropre* à la vie militaire. (N° 149.)

HÉMIPLÉGIE FACIALE. — L'*hémiplégie faciale* ancienne ou symptomatique d'une affection cérébrale entraîne l'*exemption* et la *réforme*. (N° 104.)

HÉMOPTYSIE. — L'*hémoptysie*, qui se lie à la tuberculisation pulmonaire ou à une affection du cœur, etc., motive l'*exemption* et la *réforme*. L'*hémoptysie* est facile à *simuler*, mais il est encore plus facile de découvrir la fraude. (N° 222.)

HÉMORRHOÏDES. — Les *hémorrhoïdes volumineuses*, internes ou externes, compliquées d'ulcérations, de fongosités de la muqueuse, rendent *impropre* au service militaire. La *réforme* doit être rarement prononcée, un traitement approprié obtenant assez facilement la guérison de ces affections.

On essaye quelquefois, à l'aide de moyens grossiers, de *simuler* les *hémorrhoïdes*, ou on les exagère en prenant des bains de siège très chauds. (N° 264.)

HÉPATITE CHRONIQUE. — *V. Foie*, page 60.

HERMAPHRODISME. — L'*hermaphrodisme*, l'absence du pénis, la perte partielle ou totale du pénis par suite de blessures ou de mutilations, nécessitent l'*exemption* et la *réforme*. (N° 284.)

HERNIES. — **1**. Toute *hernie abdominale*, inguinale, crurale, ombilicale, épigastrique, etc., simple ou compliquée, réductible ou non, motive l'*exemption*.

Les hernies inguinales et crurales ne s'étendant pas au delà de l'orifice interne du canal sont *compatibles* avec le *service auxiliaire*. (A. N° 20.)

La *réforme* doit être prononcée dans les cas suivants : 1° éventration ; 2° hernie double, inguinale ou crurale ; 3° hernie volumineuse, difficile à réduire et à maintenir réduite.

La hernie ne peut être *simulée* ; quelquefois des fourbes cherchent à donner le change en portant un bandage herniaire.

Elle peut être *dissimulée* par les engagés volontaires et par tous ceux qui ont intérêt à se faire admettre dans l'armée. Il convient d'examiner la ligne blanche, la région inguinale et la région crurale supérieure. Non seulement il faut appliquer la main sur les orifices qui peuvent livrer passage aux viscères, mais encore porter le doigt dans le canal, afin de reconnaître la dilation et sentir si une portion de viscère ne se présente pas à l'orifice interne. Dans le doute, on fait soulever par le sujet un fardeau qui exige d'assez grands efforts. (N° 235.)

2. La *hernie du poumon,* qu'elle soit congénitale ou qu'elle soit le résultat d'une plaie pénétrante ou d'un effort de toux, motive l'*exemption*. (N° 220.)

HERNIES LOMBAIRES. — Les *hernies lombaires* motivent l'*exemption*; elles sont fort rares, mais il importe de connaître leurs possibilités et de pouvoir en porter le diagnostic. (N° 250.)

HERPÈS. — **1**. L'*herpès* qui guérit facilement est *compatible* avec le *service militaire*. (N° 14)

2. Les affections parasitaires, qui sont dues à des cryptogames, offrent plusieurs variétés : tantôt les champignons siègent à la surface de la peau, comme dans l'*herpès circiné*, affection peu importante qui ne s'oppose pas au service militaire ; tantôt ils occupent les follicules pileux et même l'intérieur des poils, comme dans l'*herpès tonsurant*. (N° 24.)

3. L'*herpès tonsurant* a pour siège principal le cuir chevelu (trichophyton) ; caractérisé par une ou plusieurs tonsures qui s'étendent progressivement et à la surface desquelles la peau est grisâtre, rude au toucher, hérissée de petits cheveux pulvérulents, atrophiés et brisés à 2 ou 3 centimètres de leur base.

Cette affection donne lieu à l'*exemption,* si elle est étendue. La *réforme* est indiquée dans le cas ou l'alopécie occupe une grande surface et est irrémédiable. (N°ˢ 63 et 64.)

HYDARTHROSE. — L'*hydarthrose* est une cause d'*exemption* et de *réforme* lorsqu'il est démontré qu'elle est ancienne et qu'elle a été traitée sans succès. (N° 52.)

HYDROCÈLE. — **1**. L'*hydrocèle* du cordon spermatique, celle de la tunique vaginale, sont des causes d'*inaptitude* au service. Elles n'entraînent la *réforme* que si elles sont incurables. (N° 287.)

2. L'*hydrocèle* de la tunique vaginale ou du cordon spermatique peu volumineuse est *compatible* avec le *service auxiliaire*. (A. N° 21.)

HYDROPISIE DES ARTICULATIONS. — *V. Lésions pathologiques,* page 79.

HYDROPISIE DES GAINES TENDINEUSES. — *V. Gaines tendineuses,* page 61.

HYDROPÉRICARDITE. — La péricardite et l'endocardite aiguës laissent souvent après elles des altérations graves qui doivent faire prononcer l'*exemption ;* il en est de même pour la péricardite chronique et l'*hydropéricardite.* Ces affections peuvent aussi nécessiter la *réforme,* si elles sont rebelles. (N° 229.)

HYDRORACHIS. — Le spina-bifida ou *hydrorachis,* affection congénitale résultant du défaut de soudure des arcs vertébraux, et qui s'observe à la région lombaire, persiste quelquefois dans l'adolescence et jusque dans l'âge adulte ; il motive l'*exemption.* (N° 243.)

HYGROMA. — **1.** L'*hygroma* ou hydropisie des bourses séreuses sous-cutanées, et plus particulièrement celui du genou, peut être assez volumineux pour gêner la marche et entraîner l'*exemption ;* s'il n'a qu'un faible développement, il n'y a pas lieu de s'y arrêter. (N° 299.)

2. L'*hygroma* chronique ne compromettant pas le jeu des articulations est *compatible* avec le *service auxiliaire.* (A. N° 25.)

HYPERMÉTROPIE. — L'*hypermétropie* doit être considérée comme une cause d'amblyopie permanente,

irrémédiable ; elle motive l'*exemption* et la *réforme*
toutes les fois que l'acuité visuelle est inférieure à un
quart à droite ou à un *douzième* à gauche. La constatation de l'hypermétropie suffit sans qu'il soit besoin d'en
préciser le degré. On la reconnaît à l'aide du miroir. On
doit distinguer nettement l'image droite du fond de
l'œil, la pupille n'ayant pas été dilatée, en se tenant à
une distance de 10 à 15 centimètres de l'œil. (N° 151.)

HYPERTROPHIES. — **1.** Les *hypertrophies ganglionnaires* volumineuses exigent l'*exemption ;* ces affections entraînent la *réforme* lorsqu'elles ont été réfractaires à tout traitement. (N° 41.)

2 L'*hypertrophie de la caroncule* (*encanthis*) motive
l'*exemption*. La *réforme* est subordonnée au résultat
du traitement. (N° 127.)

3. L'*hypertrophie des amygdales* n'est une cause
d'*exemption* que dans le cas où elle est assez considérable pour gêner la respiration et la déglutition. Elle
n'entraîne pas la *réforme*, l'excision des amygdales étant
une opération généralement simple. (N° 183.)

4. L'*hypertrophie,* même peu considérable, du *lobe
médian,* quand il atteint la fourchette sternale et se
prolonge au-dessous d'elle, détermine l'*inaptitude* à la
profession des armes.
V. Goître, page 62. (N° 194.)

5. L'*hypertrophie du cœur* s'oppose formellement à
l'admission dans l'armée ; elle entraîne la *réforme*.
Lors de la visite devant les conseils de révision, le
sujet est souvent agité d'une vive émotion qui, en aug-
mentant les mouvements du cœur, peut induire en erreur
et faire croire à l'existence d'une hypertrophie de cet

organe. Il n'est donc pas hors de propos de rappeler quelques détails de physiologie et de pathologie applicables au diagnostic de cette maladie. Dans l'état normal, les muscles intercostaux situés entre les 5e et 6e côtes sont soulevés par la pointe du cœur au moment de la systole, dans l'étendue de 1 à 2 centimètres. Dans l'hypertrophie, ces mouvements sont bien plus considérables et peuvent s'étendre de la 3e à la 8e côte. La matité précordiale, qui, dans l'état normal, occupe un espace de 6 centimètres de côté, peut, dans l'état pathologique, s'étendre à 12 et à 14 centimètres. (N° 230.)

HYPERTROPHIE DE LA LUETTE. — *V. Luette,* page 81.

HYPERTROPHIE DE LA PROSTATE. — *V. Prostate,* page 116.

HYPOSPADIAS. — L'*hypospadias,* qui constitue un vice de conformation, est caractérisé par l'ouverture anormale de l'urètre sur la face inférieure de la verge.

Ce vice de conformation rend *impropre* au service. Toutefois l'*hypospadias* est compatible avec la vie militaire lorsque l'ouverture du canal est située immédiatement en arrière de la base du gland, que l'urine peut être projetée à distance et que l'orifice est assez large pour que la miction s'accomplisse sans difficulté. (N° 278.)

I

ICHTHYOSE. — L'*ichthyose,* affection souvent congénitale et héréditaire, caractérisée par l'épaississement de l'épiderme, qui est recouvert de squames plus ou moins épaisses, donne lieu à l'*exemption* et entraîne la *réforme* dans les cas d'incurabilité. (N° 18.)

IDIOTIE. — *V. Crétinisme*, page 35.

IMPETIGO. — L'*impetigo*, qui guérit facilement, est *compatible avec le service militaire*. (N° 14.)

L'*impetigo chronique*, s'il est sous la dépendance d'une constitution lymphatique exagérée, donne lieu à l'*exemption* et entraîne la *réforme* dans les cas d'incurabilité. (N°ˢ 20 et 66.)

IMPOTENCE LÉGALE. — L'*impotence* ou l'incurabilité de certains parents des appelés constitue pour ceux-ci une cause de dispense (art. 17 de la loi du 26 juillet 1872).

L'*impotence*, dans le sens de la loi, doit être considérée comme l'impossibilité, par suite d'infirmités congénitales ou acquises, de pourvoir à sa propre subsistance et de venir en aide à sa famille. Lorsqu'il s'agit d'une infirmité acquise, l'impotence doit s'entendre de l'impossibilité de continuer à exercer la profession qu'on avait embrassée, ou toute profession en rapport avec les aptitudes de l'individu.

L'*incurabilité*, quand il ne s'agit pas de la perte absolue d'un membre ou d'un organe important, doit être admise lorsque les caractères séméiologiques de l'infirmité ou de la blessure, et l'insuccès de traitements méthodiques, suffisamment variés et prolongés, s'accordent à faire présumer que le sujet ne guérira point, à moins de circonstances exceptionnelles que la science et l'expérience ne permettent pas de prévoir.

INCONTINENCE D'URINE. — *L'incontinence
d'urine* est *permanente* ou s'observe seulement pendant
la nuit (*incontinence d'urine nocturne*) ; l'une et l'autre
sont souvent alléguées devant les conseils de révision, et
leur *simulation* est fréquente.

L'incontinence d'urine nocturne offre peu de signes
de nature à asseoir le diagnostic. Elle est quelquefois la
suite de la paresse, d'une mauvaise habitude, d'un affaiblissement ou d'une irritabilité exagérée du col de la
vessie que rien ne révèle ; mais il n'y a aucun inconvénient à admettre dans l'armée des hommes atteints d'une
telle infirmité, en raison de la facilité qu'on a de la guérir. L'*exemption* et la *réforme* doivent être réservées aux
incontinences nocturnes qui sont la conséquence de
faiblesse générale ou d'une affection des centres nerveux.

L'incontinence permanente présente deux variétés :
tantôt l'écoulement de l'urine se fait goutte à goutte par
regorgement, et alors on constate, à l'aide du cathétérisme, que la vessie renferme une quantité plus ou moins
grande d'urine ; tantôt l'écoulement se fait encore goutte
à goutte, mais la vessie est vide. Dans le premier cas,
la vessie a perdu sa contractilité ; dans le second cas,
le sphincter du col n'agit plus. Ces deux variétés d'incontinence d'urine sont liées à des affections diverses :
paralysie, calculs, affections organiques de la vessie,
dilatation et valvules du col, tumeur de la prostate, rétrécissement de l'urètre, etc., qui motivent l'*exemption*.
L'incurabilité de l'incontinence peut seule déterminer
la *réforme*. (N° 275.)

INCONTINENCE DES MATIÈRES FÉCALES.
— *L'incontinence des matières fécales* est généralement

la suite d'une paralysie étendue à d'autres organes que le rectum ; elle peut être aussi déterminée par un relâchement du sphincter et par une chute du rectum. Dans tous les cas, elle est une cause d'*exemption,* et elle peut motiver la *réforme,* si elle est au-dessus des ressources de l'art. (N° 266.)

INCURABILITÉ. — *V. Impotence,* page 70.

INCURVATION DES DOIGTS. — **1.** L'*incurvation* d'un ou de plusieurs doigts peut être congénitale ou acquise et reconnaître des causes très diverses : cicatrices, rétractions fibreuses, musculaires ou tendineuses, paralysies, altérations des phalanges ou de leurs articulations. Elle détermine l'*incapacité* de servir, excepté dans le cas où elle est très limitée et n'entrave pas la fonction de la main. (N° 302.)

2. L'*incurvation* des doigts qui ne gêne pas notablement les fonctions de la main est *compatible avec le service auxiliaire.* (A. N° 28.)

INCURVATION DES MEMBRES. — *L'incurvation modérée* des membres supérieurs ou inférieurs est *compatible avec le service auxiliaire.* (A. N° 23.)

INÉGALITÉ DES MEMBRES. — *L'inégalité* des membres supérieurs qui n'entrave pas notablement leurs fonctions est *compatible avec le service auxiliaire.* (A. N° 23.)
Voyez aussi : *Lésions traumatiques,* page 79.

INFILTRATIONS DU SANG. — *V. Scrotum,* page 124.

INFLAMMATION DES CELLULES MASTOÏ-DIENNES. — L'*inflammation* de la caisse propagée aux *cellules mastoïdiennes,* qui donne lieu à un gonflement profond, dur et circonscrit, qu'il ne faut pas confondre avec le phlegmon superficiel ou le phlegmon périostique de la région mastoïdienne, s'établit : la pression détermine des douleurs et, plus rarement, des craquements caractéristiques de fractures des os amincis ou cariés ; le pus perfore la table externe et s'écoule à travers le tympan perforé, sans parler des cas où, la paroi supérieur du rocher étant détruite, le pus se réunit en collection sous la dure-mère.

Cet état est grave et nécessite l'*exemption* et la *réforme.* (N° 92.)

INFLAMMATION DES GAINES TENDINEUSES. — L'*inflammation* et l'hydropisie des *gaînes tendineuses* ont une gravité variable, en raison de leur étendue et de la région qu'elles occupent. Le médecin puisera, dans un examen attentif, les motifs de son appréciation. Ces considérations seront complétées dans l'étude des maladies des régions. (N° 51.)

INFLAMMATION DE LA VESSIE. — L'*inflammation chronique de la vessie* nécessite l'*exemption.* (N° 272.)

INTESTINS (Maladies des). — Les *affections chronique des intestins,* lorsque leur existence est bien démontrée, sont des motifs d'*exemption* et font prononcer la *réforme* si elles sont réfractaires à toute médication. (N° 240.)

IRIDO-CHOROÏDITES. — *V. Choroïdites,* page 28.

IRITIS CHRONIQUE. — L'*iritis chronique*, toujours compliquée d'adhérences avec la capsule du cristallin, qui entravent les mouvements de l'iris ou exposent à des névralgies et à des rechutes inflammatoires, nécessite l'*exemption* et la *réforme*. (N° 138.)

J

JAMBES CAGNEUSES, DÉVIÉES OU BANCA-LES. — Les *jambes cagneuses, déviées ou bancales* peuvent apporter dans la marche une gène, une irrégularité allant jusqu'à la claudication ; le rapprochement excessif des genoux s'oppose à la jonction des talons, leur éloignement détermine dans la marche un balancement disgracieux et devient rapidement une cause de fatigue. Ces difformités, suivant leur degré, entraînent l'*incapacité de servir*. (N° 294.)

K

KÉRATITE. — Les *kératites vasculaire*, *panniforme interstitielle* ou *profonde,* celles qui sont compliquées d'*abcès* ou d'*ulcérations,* rendent *impropre* au service. On doit en excepter les kératites superficielles, phlycténulaires, les ulcérations légères, périphériques, qui ne portent pas atteinte à la vision. (N° 129.)

KYSTES. — **1.** Les *kystes* ne doivent motiver l'*exemption* que si, par leur volume et leur position, ils occasionnent de la gène ou causent une difformité. Chez les hommes incorporés, ils ne donnent lieu à la *réforme* qu'autant qu'ils ne peuvent être traités ou qu'ils ont résisté à un traitement rationnel. (N° 36.)

2. La *face* est fréquemment le siège de *kystes* de diverses natures. Ces affections, quand elles sont considérables, entraînent l'*exemption*. Mais, développées chez des militaires, comme plusieurs d'entre elles sont curables, elles ne motiveraient la *réforme* qu'après avoir résisté à un traitement rationnel. (N° 99.)

3. Les *kystes de la glande thyroïde* déterminent l'*inaptitude* à la profession des armes. (N° 194.)

4. Le *cou* peut encore être le siège de *kystes* qui, soit par leur nature, soit par la gêne qu'ils apportent dans les fonctions, motivent l'*exemption*; ils déterminent la *réforme* dans les cas où la chirurgie ne peut intervenir. (N° 195.)

5. Les *kystes des reins* déterminent l'*incapacité* de servir. (N° 269.)

6. Les *kystes synoviaux* assez volumineux pour gêner la marche entraînent l'*exemption*.

Les petits *kystes synoviaux*, limités aux tendons extenseurs de la main, ne deviennent un empêchement au service militaire que quand ils ont acquis un volume considérable et qu'ils semblent communiquer avec les synoviales articulaires. (N° 299.)

7. Certaines professions font naître, sur les points soumis à des pressions continues, des *kystes* qui ne seraient des causes d'*incapacité* qu'autant qu'ils apporteraient une gêne notable aux fonctions des membres. (N° 304.)

8. Les *kystes séreux* peu développés, qui ne sont une

cause de l'exclusion du service armé que par la gêne que produit l'habillement militaire, sont *compatibles avec le service auxiliaire.* (A. N° 16.)

9. Les *kystes* qui, en dehors de l'obstacle qu'ils apportent au port du sac et du ceinturon, ne causent pas une grande gêne, sont *compatibles avec le service auxiliaire.* (A. N° 18.)

10. Les *kystes synoviaux* assez prononcés pour exclure du service armé, ne compromettant pas néanmoins le jeu des articulations, sont *compatibles avec le service auxiliaire.* (A. N° 25.)

L

LAIDEUR. — L'aspect général de la face peut suffire pour en démontrer les principales altérations et pour faire soupçonner l'existence d'affections qu'un examen plus complet constatera définitivement. C'est ainsi que la rougeur vive des pommettes met en garde contre la phtisie pulmonaire ; que la teinte jaune-paille est une présomption de cachexie cancéreuse ; que la bouffissure et l'infiltration sont souvent l'indice de certaines affections du cœur ou d'une altération du sang. Une *laideur extrême,* résultant, soit d'une vicieuse conformation des traits ou d'un défaut de proportion entre eux, soit de l'atrophie d'une partie de la face, soit enfin d'un manque de symétrie entre les deux côtés du visage, peut motiver l'*exemption*. En effet, la laideur poussée au point d'inspirer la répulsion aux camarades du jeune soldat est *incompatible* avec la vie militaire, dont la plupart des actes s'accomplissent en commun. (N° 96.)

LANGUE (Difformités de la). — Les *difformités* de la langue, sa *perte partielle*, son *atrophie*, sa *division congénitale* ou *accidentelle*, ses *adhérences anormales*, lorsqu'elles sont assez étendues pour gêner la phonation et la déglutition, sont autant de causes d'*exemption*. Elles motivent également la *réforme* lorsqu'elles sont au-dessus des ressources de la chirurgie.

Le *gonflement* de la langue, suite d'inflammation, est géneralement passager. L'*exemption* ne s'applique qu'à son *hypertrophie* qui, ordinairement, se complique de la *procidence* de cet organe.

Des *engorgements partiels* peuvent être entretenus par le frottement de dents cariées, qu'il suffit d'enlever pour obtenir la guérison.

Il est à peine besoin de citer comme nécessitant l'*exemption*, la *paralysie* de la langue qui a pour effet d'entraver la mastication, la déglutition et la parole. (N° 176.)

LARMOIEMENT. — *V. Épiphora*, page 51.

LARYNGITES. — La *laryngite chronique*, qui est caractérisée par un épaississement de la muqueuse ou par des ulcérations, ou qui s'accompagne de déformations de l'épiglotte ou des cordes vocales, la *laryngite* liée à la tuberculisation, sont *incompatibles* avec le service militaire.

La *laryngite syphilitique* et les autres affections laryngées de même nature ne déterminent l'*exemption* que si les altérations du larynx sont assez graves pour exiger un traitement prolongé, ou si elles doivent porter atteinte à la phonation : telles sont les *ulcérations* des cordes vocales, les *rétractions* cicatricielles qui en sont la conséquence.

Dans tous ces cas, la *réforme* n'est prononcée que si l'affection est reconnue incurable. (N° 198.)

LARYNX (Maladies du). — Les maladies du larynx sont souvent difficiles à diagnostiquer, et il est nécessaire que le médecin fasse usage du laryngoscope lorsqu'il doute de la nature, de la gravité ou de l'existence de la maladie, l'*aphonie* étant fréquemment *simulée*. L'examen avec le laryngoscope n'est pas sans offrir certaines difficultés : on a à lutter, tantôt contre l'appréhension ou le mauvais vouloir du sujet, tantôt contre l'intolérance du pharynx, etc. Cette opération devra donc être remise à la fin de la séance ou des opérations du conseil de révision. L'examen laryngoscopique ne doit pas dispenser le médecin, lorsqu'un homme se présente avec des altérations de la voix, de rechercher s'il n'y a pas à l'extérieur, dans le voisinage du larynx, des tumeurs, des cicatrices susceptibles de modifier les conditions physiques de l'organe vocal ou d'intéresser les nerfs laryngés.

LÉSIONS. — **1. Lésions étendues du crâne.** — Les grandes *lésions* provenant de plaies profondes, de dépression, d'enfoncement, d'exfoliation ou d'extraction des os du crâne sont des motifs d'*exemption* et de *réforme*. (N° 70.)

2. Lésions organiques de l'estomac. — Les *lésions organiques* de l'estomac et des *intestins, ulcères chroniques, cancer, obstructions* ou *rétrécissements* intestinaux, sont autant d'affections qui rendent *impropre* au service militaire. (N° 241.)

3. Lésions traumatiques. — Les *lésions traumatiques* qui affectent les membres et leurs articulations méritent la plus sérieuse attention, en raison des accidents actuels qu'elles déterminent et des difformités qu'elles peuvent laisser après elles. Le jugement à porter se déduira nécessairement de leur gravité, de leur étendue, de leur siège, de la nature des parties intéressées, des conséquences, enfin, qu'elles ont eues ou qu'elles peuvent avoir.

Les *amputations* et les *résections*, les *courbures défectueuses* et très prononcées des os longs, les *dépressions* profondes, les *inégalités*, les *déviations*, les *raccourcissements*, les *fausses articulations* provenant de fractures simples ou compliquées ou reconnaissant pour cause les distensions articulaires, les *entorses* violentes et les *luxations* anciennes, réduites, incomplètement réduites ou non réduites, le *relâchement des capsules et des ligaments articulaires* avec mobilité anormale et luxations fréquentes volontaires ou involontaires, l'*ankylose vraie*, la *fausse ankylose*, sont des causes d'*exemption* et peuvent être des causes de *réforme*. (N° 296.)

LÉSIONS DES DOIGTS. — *V. Mutilations*, page 85.

LÉSIONS DU PHARYNX. — *V. Pharynx*, page 108.

LÉSIONS DES REINS. — *V. Reins,* page 118.

LÉSIONS DU STERNUM. — *V. Sternum,* page 127.

LÉSIONS PATHOLOGIQUES. — Les *déformations rachitiques*, les *engorgements chroniques* résultant de phlegmons ou d'autres causes, l'*œdème* consécutif à des lésions vasculaires constatées, et contre la *provocation* duquel il convient d'être en garde, les *tumeurs blanches* et les *hydropisies anciennes des articulations*, les *fistules osseuses et articulaires*, les *corps mobiles* constatés des articulations, motivent l'*exemption*. Ces maladies, dont les caractères sont généralement faciles à reconnaître, n'indiquent la *réforme* que lorsque les ressources thérapeutiques ont été épuisées. (N° 297.)

LICHEN CHRONIQUE. — Le *lichen chronique,* qui occupe de grandes surfaces et s'accompagne d'un violent prurit et d'épaississement de la peau, donne lieu à l'*exemption* et entraîne la *réforme* dans le cas d'incurabilité. (N° 16.)

LIPOMES. — **1**. Les *lipomes* et les kystes ne doivent motiver l'*exemption* que si, par leur volume et leur position, ils occasionnent de la gêne ou causent une difformité. Chez les hommes incorporés, ils ne donnent lieu à la *réforme* qu'autant qu'ils ne peuvent être traités ou qu'ils ont résisté à un traitement rationnel. (N° 36.)

2. — Le cou peut être le siège de tumeurs diverses : kystes, *lipomes,* anévrysmes, etc., qui, soit par leur nature, soit par la gêne qu'elles apportent dans les fonctions, motivent l'*exemption* ; elles déterminent la *réforme* dans le cas où la chirurgie ne peut intervenir. (N° 195.)

3. Les tumeurs bénignes : kystes, *lipomes,* etc., les cicatrices qui, en dehors de l'obstacle qu'elles apportent au port du sac et du ceinturon, ne causent pas une grande gêne, sont *compatibles avec le service auxiliaire*. (A. N° 18.)

LORDOSE. — *V. Déviations du rachis,* page 40.

LOUPES. — Les *loupes,* qui n'ont d'autre inconvénient que d'apporter une gêne à la coiffure militaire, casque ou shako, sont *compatibles avec le service auxiliaire*. (A. Nº 1.)

LUETTE (Hypertrophie de la). — L'*hypertrophie de la luette* n'est une cause d'*exemption* que si elle est due à une affection cancéreuse. (Nº 188.)

LUMBAGO. — Le *rhumatisme lombaire* ou *lumbago* n'est pas une cause d'*exemption;* mais la douleur des lombes peut être déterminée par d'autres lésions qui ont plus de gravité. On doit donc apporter, dans cet examen, la plus grande attention et s'assurer que le *lumbago* ne se rapporte pas à une affection du rachis, de la moelle ou des reins. Le médecin se rappellera aussi que le rhumatisme chronique des lombes est souvent invoqué par les *simulateurs*. (Nº 249.)

LUPUS. — **1**. Le *lupus* à forme tuberculeuse, ulcéreuse ou serpigineuse, affection rebelle qui ne guérit qu'en laissant des traces indélébiles et des difformités du visage, où il s'observe habituellement, donne lieu à l'*exemption* et entraîne la *réforme* dans les cas d'incurabilité. (Nº 23.)

2. Le nez est le siège principal, souvent même le point de départ de deux affections qui, de là, s'étendent presque toujours sur les autres parties du visage et y produisent des altérations plus ou moins graves : ce sont l'acné rosacea ou couperose, et le *lupus* ou *dartre rongeante*.

La résistance que ces deux affections opposent souvent

aux moyens thérapeutiques, et la fréquence des récidives, en font un des motifs les plus légitimes d'*exemption* ou de *réforme*. (N° 162.)

LUXATIONS. — Les *luxations complètes non réduites* de l'une ou de l'autre extrémité de la *clavicule*, motivent l'*exemption*, mais ne nécessitent pas toujours la *réforme*. (N° 214.)

V. *Lésions traumatiques*, page 79.

V. *Articulation temporo-maxillaire*, page 18.

M

MAIGREUR. — La *maigreur* dépend souvent d'une disposition individuelle et peut appartenir à une bonne constitution; mais elle est aussi l'indice de faiblesse générale et de maladie. Lorsqu'elle est exagérée, il faut chercher si elle n'est pas la conséquence d'une affection cachée qui justifierait l'*exemption* du service. (N° 32.)

MAL PERFORANT. — Le *mal perforant* du pied doit être considéré comme une cause d'*incapacité* de servir. (N° 315.)

MAL DE POTT. — L'ostéite, la nécrose, la carie de la colonne vertébrale, auxquelles se rattache le *mal vertébral de Pott*, sont *incompatibles* avec la vie militaire ; il en est de même pour les abcès par congestion qui accompagnent fréquemment ces affections. (N° 248.)

MÉLANOSE. — La *mélanose*, due à la formation accidentelle d'éléments pigmentaires, se présente à l'état de taches, de matière infiltrant les tissus ou de tumeurs. Elle peut être bénigne, mais elle est rarement séparée du cancer chez l'homme. Un diagnostic différentiel étant à peu près impossible, la *mélanose*, sous forme de tumeurs multiples ou d'un certain volume, et la mélanose, sous forme de matière infiltrant les tissus dans une certaine étendue, doivent motiver l'*exemption* et la *réforme*. C'est d'ailleurs une affection peu commune et plus rare chez les jeunes gens que chez les sujets avancés en âge.

La *mélanose* pourrait être *simulée* par le mélange, aux détritus d'une plante simple, de matières colorantes noires, que la plus légère attention suffirait à reconnaître. (N° 9.)

MEMBRES (Difformités professionnelles des). — Certaines professions font naître, sur les points soumis à des pressions continues, des kystes, des *bourses muqueuses* surnuméraires, qui ne seraient des causes d'*incapacité* qu'autant qu'elles apporteraient une gêne notable aux fonctions des membres.

Il en est de même des modifications que certaines professions manuelles impriment à la main.

Le changement d'habitudes, de travail, suffit souvent pour les amoindrir notablement ou pour les faire disparaître. (N° 304.)

MICROSPORON. — *V. Porrigo decalvans*, page 115.

MOELLE (Maladies de la) et de l'ENCÉPHALE. —**1**. Certaines affections des centres nerveux, et particulièrement la paralysie agitante et la sclérose de la moelle, les émanations de plomb et celles du mercure, l'alcoolisme, donnent lieu à un tremblement partiel ou général, qui dénote toujours une altération du système nerveux et rend *impropre* au service militaire.

Cette affection est quelquefois *simulée ;* mais elle a des caractères spéciaux. Les contractions musculaires qui la constituent se font avec une grande vivacité et en plusieurs temps ; par exemple : le malade qui veut plier le bras, ne peut y parvenir en une seule fois, mais par une suite de contractions saccadées produisant le tremblement. Ces phénomènes ne sont jamais assez bien imités pour tromper le médecin qui, en examinant le malade, doit rechercher la cause et la lésion auxquelles cette infirmité peut être attribuée. On a recours à l'enquête, s'il en est besoin. (N° 45.)

2. — Parmi les maladies des centres nerveux qui sont *incompatibles* avec le service militaire, se rangent l'idiotie et le crétinisme, affections congénitales, l'aliénation mentale sous toutes ses formes, l'épilepsie, etc.

Ces affections offrent de grandes difficultés à la *simulation,* contre laquelle le médecin doit être en garde. Lorsqu'on opère devant le conseil de révision, on n'a souvent ni le temps ni les moyens d'asseoir son jugement, et il faut s'en rapporter à l'enquête. Le médecin pourra néanmoins, dans certains cas, arriver à de sérieuses présomptions fondées sur l'habitude extérieure, l'expression de la physionomie et l'interrogation du sujet. Dans les hôpitaux, il est plus facile, avec de la patience et une connaissance exacte de ces affections, de dévoiler la fraude.

MORVE. — L'affection *morvo-farcineuse* est transmise des solipèdes à l'homme par inoculation ou par contagion. La *morve* et le farcin chroniques peuvent seuls nous arrêter.

La *morve* chronique est essentiellement caractérisée par des ulcérations particulières des fosses nasales et des voies aériennes. Elle est souvent accompagnée de farcin et se termine par la mort, soit par le progrès du mal, soit par les accidents surajoutés de la *morve* aiguë.

L'affection *morvo-farcineuse* entraine nécessairement l'*incapacité* de servir. (N° 12.)

MUQUEUSE BUCCALE (Maladie de la) et des GENCIVES. — *V. Stomatites,* page 128, et *Épulis,* page 52.

MUTILATIONS DE LA FACE. — Les *mutilations* de la face, consécutives à des fractures ou à des opérations chirurgicales, suivant leur étendue, la gêne qu'elles apportent aux fonctions et l'aspect qu'elles donnent à la physionomie, peuvent entraîner l'*exemption* et la *réforme*. (N° 98.)

MUTILATIONS DES DOIGTS. — **1**. La *mutilation* des doigts ou des orteils, non compatible avec le service armé, qui ne gêne pas notablement les fonctions de la main ou du pied, est *compatible avec le service auxiliaire*. (A. N° 28.)

2. Les mutilations des doigts rendent *impropre* au service militaire quand elles consistent dans l'une des lésions spécifiées dans le tableau ci-après :

Main droite.	*Main gauche.*
1° Perte du pouce ou d'une de ses phalanges ;	1° Perte du pouce ou d'une de ses phalanges ;
2° Perte de l'indicateur ou d'une phalange de ce doigt ;	2° Perte de l'indicateur ou de deux phalanges de ce doigt ;
3° Perte de deux doigts ou de deux phalanges de deux doigts ;	3° Perte de deux doigts ou de deux phalanges de deux doigts ;
4° Perte simultanée d'une phalange des trois derniers doigts.	4° Perte simultanée d'une phalange des trois derniers doigts.

C'est surtout à l'occasion de ces infirmités que s'élève la question préjudicielle de *mutilation volontaire*.

La position du médecin consulté à ce sujet est difficile ; sa conviction doit être portée au plus haut degré de certitude avant qu'il donne son opinion. (N° 301.)

MUTISME. — Le *mutisme,* qu'il soit congénital ou acquis, *exclut du service militaire.*

Cette infirmité est souvent invoquée par des *simulateurs.* On examinera si elle n'est pas la conséquence d'une lésion de la langue (paralysie, atrophie, hypertrophie, adhérences), d'une chute ancienne ou d'un coup reçu jadis sur la tête, d'une affection cérébrale. C'est à tort qu'on nierait la mutité parce que la langue aurait conservé toute sa mobilité. Il convient encore ici de faire appel à l'enquête. — *V. Aphasie,* page 15.

MYDRIASE. — La *mydriase* est fréquemment le résultat d'affections oculaires graves : glaucome, atrophie de la papille, etc. ; elle se lie assez souvent à la paralysie de la troisième paire de nerfs ; d'autres fois elle est traumatique ou succède à un refroidissement, etc. Dans les deux premiers cas, l'*incapacité* de servir est déterminée par la maladie principale ; la *mydriase idiopathique* n'est pas une cause d'exemption.

Il n'est pas rare que cette affection soit *simulée.* Le *doute* n'est possible que s'il n'existe, comme dans la *mydryase rhumatismale* et quelques affections amblyopiques, aucune autre lésion appréciable que la dilatation de l'iris.

Dans la *mydriase* provoquée par des agents mydriatiques, la pupille est fortement dilatée et immobile, même lorsqu'on fait contracter l'autre pupille avec une vive lu-

mière ; la dilatation pupillaire est également très prononcée dans le glaucome et dans certaines amauroses ;
mais elle est généralement modérée dans l'amblyopie,
et la pupille se contracte, quoique plus faiblement, sous
l'influence de la rétine de l'œil sain.

Lorsqu'on a de fortes présomptions pour soupçonner
la supercherie, on fait isoler le sujet pendant un certain temps et on le met dans l'impossibilité de recourir
aux préparations mydriatiques. S'il y a simulation, on ne
tarde pas à voir la pupille se resserrer. (N° 136.)

MYOPIE. — **1**. La *myopie irrégulière,* connue aussi
sous le nom de fausse myopie et occasionnée par des rétractions musculaires, par le staphylôme transparent de
la cornée (cornée conique), par des déplacements du
cristallin, par une hydrophthalmie ou un état de spasme
permanent de l'accommodation, est une cause d'*exemption* et de *réforme.*

La *myopie vraie* ou *régulière* ne rend *impropre* au
service qu'autant qu'elle est supérieure à un *sixième,*
ou compliquée soit d'insuffisance musculaire ou accom-
modative, soit de lésions du fond de l'œil.

La mesure du degré de myopie doit être faite avec
l'optomètre ou avec l'ophthalmoscope [1]. (N° 150.)

---

1. L'examen avec l'optomètre est facile et peut se faire immédiatement. L'instrument, pourvu de la plaque n° 1, est disposé en face d'une
fenêtre. Le sujet regarde à travers l'oculaire avec un œil, l'autre étant
fermé ; on fait alors marcher le pignon dans divers sens jusqu'à ce que
les lettres ou les signes tracés sur la plaque soient vus nettement : on
dirige ensuite le pignon vers cette dernière, et l'on s'arrête lorsque
l'image commence à devenir confuse. Le numéro marqué par l'index
désigne le degré de la myopie. Si l'on veut déterminer l'étendue de
l'accommodation, on ramène le pignon vers l'oculaire jusqu'à ce que la
vue cesse de nouveau d'être distincte. Cette épreuve, qui est rapide,
doit être répétée plusieurs fois pour éviter toute erreur.

Si elle n'est pas suffisante, on a recours à l'ophthalmoscope, qui per-

2. — La *myopie* comprise entre un *quart* et un *sixième*, sans complication d'amblyopie ou d'altérations pathologiques des membranes internes, est *compatible avec le service auxiliaire*. (A. N° 10.)

MYOSIS. — Le *myosis* est la conséquence de diverses affections dont quelques-unes (maladies de la rétine, de la moelle et du cerveau) peuvent rendre impropre au service militaire ; mais par lui-même, il n'est un motif d'*exemption* que si la pupille est immobilisée par des adhérences. (N° 135.)

N

NÆVI MATERNI. — Les *nævi materni*, taches congénitales d'un bleu foncé ou rouge, ne sont des motifs d'*exemption* que s'ils sont étendus et siègent à la face, parce qu'ils peuvent constituer alors une difformité repoussante. Dans toute autre région, ils sont compatibles avec le service militaire. (N° 28.)

NÉCROSES. — **1**. La *nécrose* et la carie sont généralement des motifs d'*exemption* ; elles nécessitent la

---

met, lorsque la myopie est suffisamment élevée pour motiver l'exemption, de déterminer, par la distance à laquelle se trouve l'image renversée de l'œil observé, le degré de la myopie. Pour éviter toute erreur, l'observateur doit avoir déterminé à l'avance le point le plus rapproché de sa propre vision ; il doit s'assurer, d'autre part, de l'état de repos de l'accommodation de l'œil observé, par l'identité des résultats obtenus dans plusieurs épreuves successives.

A défaut de l'optomètre, on peut encore faire usage des verres correcteurs, mais à la condition d'avoir à sa disposition toute la série de ces verres, de façon à trouver par tâtonnements le numéro le plus faible qui permette de faire lire les sujets à une distance de cinq mètres au moins.

réforme lorsque la médication a été reconnue impuissante pour en obtenir la guérison. (N° 59.)

2. — La *nécrose* de la paroi orbitaire motive l'*exemption* si elle cause une infirmité gênante pour le malade et compromettante pour les organes voisins. (N° 160.)

3. — La *nécrose* de la colonne vertébrale, à laquelle se rattache le mal vertébral de Pott, est *incompatible* avec le service militaire. (N° 248.)

4. *Nécrose phosphorée.* — *V. Os maxillaires*, page 97.

NÉPHRITES. — La *néphrite albumineuse*, la *néphrite calculeuse*, motivent l'*exclusion* de l'armée. La *néphrite simple*, sans complication, sans purulence, ne doit faire prononcer l'*exemption* que si elle paraît assez sérieuse pour exiger un traitement prolongé et faire craindre une issue fâcheuse. (N° 268.)

NÉVRALGIES. — **1**. Les *névralgies* cèdent, en général, à une médication rationnelle ; quelques-unes sont persistantes ou récidivent, mais il est rare qu'elles mettent dans l'impossibilité de faire un service actif. (N° 46.)

2. La prosopalgie faciale, ou tic douloureux de la face, doit entraîner l'*exemption*. Si elle atteint un militaire sous les drapeaux, elle ne motivera la *réforme* qu'après un traitement infructueux. (N° 103.)

3. Les *névralgies* habituelles, telles que la sciatique, les douleurs rhumatismales chroniques, faciles à *simuler, etc*... (*V. Goutte*, page 62, et *Rhumatismes*, page 121.)

NÉVRITE OPTIQUE ET NÉVRO-RÉTINITE. — La *névrite optique* et la *névro-rétinite*, l'atrophie du nerf optique, qui laissent presque toujours à leur suite

un affaiblissement plus ou moins grand de la vision, entraînent généralement l'*exemption,* et souvent la *réforme*
est nécessitée par leur incurabilité.

Au début de ces affections, les lésions anatomiques, peu
prononcées, ne sont quelquefois pas en rapport avec les
troubles visuels accusés par les malades. On doit donc
être très circonspect et demander le complément du diagnostic aux symptômes fonctionnels. (N° 147.)

NÉVROMES. — Les *névromes,* tumeurs douloureuses développées dans le tissu ou sur le trajet des nerfs,
excluent du service militaire quand ils peuvent être constatés. (N° 47.)

NEZ (Difformités du). — **1**. La difformité du *nez*
portée au point de gêner manifestement la respiration
et la parole, ou seulement une de ces fonctions, est un
cas d'*exemption* et de *réforme :* la racine trop enfoncée,
les ailes trop rapprochées et comme pressées contre la
cloison, ou au contraire un volume exclusif, sont les
conditions de cette difformité. (N° 161.)

2. Les difformités du nez qui excluent du service
armé, mais qui, cependant, ne sont pas exagérées et
n'entraînent aucun trouble fonctionnel important, sont
compatibles avec le service auxiliaire. (A. N° 13.)

NOSTALGIE. — La *nostalgie* n'est pas une maladie
proprement dite, mais une cause prochaine de maladie
qui n'existe que chez l'homme sous les drapeaux. Un
congé temporaire suffit le plus souvent pour ramener le
courage du jeune soldat; dans les cas où la nostalgie
persiste, amène une altération profonde de l'organisme
et menace la vie, elle nécessite la *réforme.* (N° 82.)

NYSTAGMUS. — Le *nystagmus léger* gène peu la vision, mais, si les oscillations de l'œil sont précipitées, elles s'opposent à la vue fixe des objets et constituent une infirmité qui entraine l'*exemption*.

On a cité des cas de *simulation*, mais ils sont rares, et en soumettant le sujet à une observation prolongée, on remarque bientôt dans les oscillations une irrégularité qui démontre la fraude. (N° 159.)

O

OBÉSITÉ. — **1**. L'*obésité*, apportant un obstacle sérieux à la marche, ainsi qu'aux obligations variées de la vie militaire, entraine l'*exemption*. Cependant l'exemption ne sera pas prononcée s'il n'existe qu'une tendance à l'embonpoint qui peut disparaître sous l'influence d'une existence active. La *réforme* est rarement nécessaire, le militaire obèse pouvant être employé dans un service sédentaire. (N° 33.)

2. L'*obésité*, à moins qu'elle ne soit exagérée, est *compatible avec le service auxiliaire*. (A. N° 19.)

OBLITÉRATION DES CONDUITS LACRYMAUX. — *V. Épiphora,* page 51.

OBLITÉRATION DE LA TROMPE D'EUSTACHE. — *V. Atrésie,* page 19.

OBSTRUCTION DES INTESTINS. — *V. Lésions,* 2, page 78.

OBSTRUCTION DES POINTS LACRYMAUX. — *V. Épiphora,* page 51.

ŒDÈME. — **1.** L'anasarque et l'*œdème* sont fréquemment la conséquence d'affections qu'il convient de déterminer, et c'est en appréciant la nature et la gravité de ces dernières que l'on peut décider s'il y a motif à l'*exemption*. (N° 34.)

2. Le prolapsus produit par un gonflement inflammatoire, l'*œdème* ou toute autre affection passagère, ne donnent pas droit à l'*exemption*. (N° 116.)

3. *Œdème* consécutif à des lésions vasculaires. — *V. Lésions pathologiques,* page 79.

4. *Œdème du scrotum.* — *V. Scrotum,* page 124.

ŒSOPHAGE (Maladies de l'). — *V.* page 100.

OIGNONS. — Les *oignons,* tumeurs dures et douloureuses, analogues aux cors, qui se développent au voisinage des articulations du pied, particulièrement sur l'articulation du gros orteil avec le premier métatarsien, motivent l'*exemption* lorsque l'affection s'étend au delà de l'épiderme et du derme et altère les tissus péri-articulaires ou les os eux-mêmes. (N° 314.)

OMOPLATE (Difformités de l'). — **1.** L'*omoplate* peut être le siège de difformités qui sont *incompatibles* avec la profession militaire. (N° 214.)

2. Les déformations de l'*omoplate* qui n'entravent pas les mouvements des membres supérieurs sont *compatibles avec le service auxiliaire.* (A. N° 17.)

ONGLES. — **1.** L'exostose *sous-unguéale* du gros orteil peut entraîner l'*exemption* du service. (N° 313.)

2. L'hypertrophie des *ongles,* leur déviation, ne constitueraient une cause d'*incapacité* de servir que si elles étaient considérables, et que s'il était bien démontré qu'on ne peut y remédier par de fréquentes sections. (N° 316.)

ONGLE INCARNÉ. — L'*ongle incarné* ne motive l'*exemption* que lorsqu'il offre une gravité exceptionnelle. (N° 316.)

ONYXIS. — L'*onyxis simple* et l'*onyxis syphilitique* ne sont pas des causes d'*exemption*. (N° 316.)

OPACITÉS. — **1**. En général, les *opacités périphériques* de la cornée, à moins d'être étendues, gênent peu la vision, tandis que les *opacités centrales*, même légères, amènent une diffusion plus ou moins grande des rayons lumineux. Elles sont des causes d'*exemption* lorsque le sujet, étant exposé à une grande lumière venant de face, elles abaissent l'acuité de la vision au-dessous d'un *quart*.

Des *simulateurs* ont essayé d'induire en erreur en produisant des taches cornéennes à l'aide du nitrate d'argent: ces taches sont grisâtres, superficielles et disparaissent promptement; il suffit d'un peu d'attention pour les reconnaître. (N° 130.)

2. Les *opacités du cristallin* rendent *impropre* au métier des armes.

Les exsudats, les dépôts uvéens sur la capsule cristalline, qui obstruent le champ pupillaire de manière à réduire l'acuité visuelle à un quart, motivent l'*exclusion* de l'armée. (N° 140.)

3. Les corps étrangers logés dans le corps vitré, les *opacités* fixes ou flottantes provenant d'hémorrhagies ou d'affections oculaires qui peuvent être aggravées par la vie militaire, sont compris dans les cas d'*exemption*. (N° 141.)

4. Les *opacités de la cornée*, les exsudats de la pupille qui ont abaissé d'un côté l'acuité visuelle au-dessous d'un *quart*, l'autre œil ayant conservé une vision *normale* ou égale à un *quart*, sont *compatibles avec le service auxiliaire*. (A. N° 9.)

OPHTHALMIE GRANULEUSE. — V. *Conjonctivites*, page 31.

OPHTHALMIE PURULENTE OU BLENNORRHAGIQUE. — *V. Conjonctivites*, page 31.

ORBICULAIRE (Paralysie de l'). — *V. Paralysies*, page 101.

ORBITE (Maladies de l'). — Les affections *intraorbitaires*, corps étrangers, tumeurs diverses (abcès, épanchements, kystes, lipomes, tumeurs érectiles, etc.), qui déterminent l'exorbitisme, ou une altération de la vue, sont des causes d'*exemption*. La *réforme* s'impose lorsque ces affections ne cèdent pas à un traitement suffisamment prolongé.

L'ostéite, la carie, la nécrose, l'exostose de la paroi *orbitaire*, motivent l'*exemption* si elles causent une infirmité gênante pour le malade et compromettante pour les organes voisins. L'ostéosarcome rend, d'une façon absolue, *impropre* à tout service militaire. (N° 160.)

ORCHITE. — Les *orchites chronique, tuberculeuse, syphilitique*, rendent *inapte* au service militaire. (N° 290.)

ORELLLES (Maladies des). — **1**. L'examen de l'oreille consiste tout d'abord : 1° à constater l'état du pavillon, du méat et du conduit auditif externe ; 2° à s'assurer de l'intégrité de l'ouïe en adressant au sujet examiné quelques questions à voix basse, afin de ne pas méconnaître une surdité qui ne serait accompagnée d'aucune lésion extérieure, ou une surdité *dissimulée*.

Il doit être complété, s'il y a lieu, par l'application des moyens d'exploration propres à révéler l'état des parties profondes de l'appareil auditif. Les instruments d'otoscopie peuvent être employés séance tenante ; ils permettent, dans un grand nombre de cas, de donner immédiatement une appréciation motivée. Quant aux autres procédés d'exploration : le cathétérisme de la trompe d'Eustache, l'auscultation de la caisse du tympan, etc., la nécessité de répéter souvent leur application, toujours délicate, pour en obtenir un diagnostic exact, ne permet pas d'y recourir devant les conseils de révision ; ils doivent être réservés pour l'examen des hommes admis dans les hôpitaux.

2. Les *affections aiguës* de l'oreille peuvent motiver le délai d'examen jusqu'à la fin de la tournée du conseil, en raison de leurs terminaisons variables. (N° 91.)

3. *Affections chroniques*. — *V. Otite*, page 98.

4. *Affections de l'oreille interne*. Les maladies de l'oreille interne, échappant à l'exploration directe, ne peuvent être reconnues que par les signes subjectifs et les caractères de la surdité à laquelle elles donnent lieu.

Les signes subjectifs sont : le bourdonnement continu, la sensation de bruits réguliers ou musicaux, une céphalée temporo-occipitale fixe, des étourdissements fréquents, le vertige, quelquefois des vomissements, l'hébétude, la somnolence, la titubation ; enfin, l'impulsion au mouvement de rotation latérale. (N° 93.)

ORTEILS. — **1**. *Orteils surnuméraires*. Les *orteils surnuméraires*, quelle que soit leur disposition, *exemptent* du service. (N° 308.)

2. Les *orteils surnuméraires* qui ne gênent pas notablement les fonctions du pied, sont *compatibles avec le service auxiliaire*. (A. N° 29.)

3. *Direction vicieuse des orteils.* — *V. Chevauchement*, page 27.

4. *Orteils en marteaux, marche sur l'ongle*. Dans certains cas, la première phalange de l'un des orteils, et c'est ordinairement celle du troisième, se redresse sur l'os du métatarse ; en même temps, la deuxième et la troisième phalange s'inclinent dans une flexion de plus en plus marquée, de sorte que l'extrémité de l'orteil, dirigée en bas, appuie sur le sol dans la station et dans la progression ; l'orteil se trouve ainsi comprimé entre les parois opposées de la chaussure. Cette pression occasionne une douleur vive et souvent l'ulcération de la peau qui recouvre l'angle saillant formé par l'articulation de la première avec la deuxième phalange.

Les orteils en marteau, suivant leur degré de flexion, peuvent motiver l'*exemption*.

Cette disposition est plus douloureuse encore lorsque la troisième phalange est fléchie de telle sorte que l'orteil, au lieu d'appuyer sur sa partie charnue, porte sur l'extrémité de l'ongle qui, dans ce cas, est saignant et présente une usure caractéristique. Cette dernière condition, *marcher sur l'ongle*, implique l'*exemption* du service. (N° 310.)

5. *Orteils palmés*. Les *orteils palmés* n'exemptent du service que dans les cas où ils sont tous intimement accolés entre eux jusqu'à leur phalange unguéale inclusivement. (N° 311.)

6. *Orteils* (*Mutilation des*). La perte totale du gros orteil ou d'une phalange du gros orteil, la perte simultanée de deux orteils voisins, la perte totale d'une phalange aux quatre derniers orteils, entraînent l'*incapacité* de servir. (N° 312.)

OS MAXILLAIRES (Difformités des). — **1**. Ces os peuvent être atrophiés ou hypertrophiés et constituer une difformité de la face, *incompatible* avec le service militaire. (N° 106.)

2. Les fractures non ou mal consolidées, les pertes de substance des *os maxillaires,* suites de coups de feu ou d'une opération chirurgicale, sont *incompatibles* avec le service militaire.

On y observe souvent des ostéites, des exostoses, des caries, des nécroses, particulièrement la nécrose phosphorée, des kystes osseux qui doivent presque toujours entraîner l'*exemption*. (N° 108.)

3. *Articulation temporo-maxillaire. — V.* page 18.

OSSIFICATION IMPARFAITE DU CRANE. — L'*ossification imparfaite des os du crâne,* reconnaissable à la persistance de la fontanelle fronto-pariétale, et quelquefois à l'écartement, à la mobilité, à la dépressibilité élastique des bords des os, est un motif d'*exemption* et de *réforme*. (N° 69.)

OSTÉITE. — **1**. L'*ostéite,* presque toujours longue à guérir, et souvent suivie d'altérations plus ou moins graves, est une cause d'*exemption*, à moins qu'elle ne soit superficielle et qu'elle ne doive pas se terminer par suppuration. Elle n'entraîne la *réforme* que si elle a résisté aux moyens de traitement employés, ou si elle entrave l'accomplissement des fonctions de la partie malade. (N° 58.)

2. *Ostéites des os maxillaires.* — *V. Os maxillaires,* page 97.

3. L'*ostéite* de la paroi orbitaire motive l'*exemption* si elle cause une infirmité gênante pour le malade et compromettante pour les organes voisins. (N° 160.)

4. L'*ostéite*, l'exostose, les abcès ossifluents des parois thoraciques, peuvent être aussi, dans certains cas, un motif d'*exclusion* de l'armée. (N° 217.)

5. L'*ostéite* de la colonne vertébrale est *incompatible* avec la vie militaire. (N° 248.)

OSTÉOSARCOME. — L'*ostéosarcome* rend, d'une façon absolue, *impropre* à tout service militaire. (N° 160.)

OSTÉOSARCOME DES COTES. — *V. Sternum,* page 127.

OTITE. — Les *maladies chroniques de l'oreille,* avec ou sans écoulement puriforme ou purulent, sont des motifs d'*exemption* et peuvent nécessiter la *réforme ;* toutes ont une durée très longue ou indéterminée, récidivent ou s'exaspèrent fréquemment, sont souvent incurables et altèrent plus ou moins l'audition ; telles sont : l'*otite externe,* coïncidant presque toujours avec l'inflammation de la membrane du tympan ; l'*otite moyenne,* qu'elle soit catarrhale, sèche ou purulente, avec ou sans perforation de la membrane tympanique.

Dans ce cas, l'application de l'otoscope révèle la perte
de l'éclat et de la transparence partielle ou générale
de la membrane du tympan ; sa sécheresse, son état
catarrhal ou sa suppuration ; les érosions, les ulcérations
ou les végétations dont elle peut être le siège ; sa perforation ou sa destruction plus ou moins étendue.

L'inspection des fosses nasales, de la bouche et du
pharynx, par la vue seule, suffit ordinairement pour reconnaître les maladies connexes de l'*otite moyenne*, catarrhale ou purulente, savoir : le coryza chronique,
l'hypertrophie des amygdales, la pharyngite granuleuse,
muco-purulente, diathésique, etc. ; la paralysie diphté-
rique du voile du palais, les tumeurs diverses compri-
mant, déplaçant ou obstruant le pavillon de la trompe
d'Eustache.

On s'assure de la perméabilité de la trompe en faisant
faire au sujet des efforts d'expiration, la bouche et les
narines étant fermées, pour chasser l'air dans la caisse.
Ce procédé, seul applicable séance tenante devant les
conseils de révision, n'est susceptible de donner un résultat positif qu'autant que la membrane du tympan est
perforée et que l'air insufflé s'échappe par le conduit
auditif, en produisant un bruit appréciable. (N° 91.)

OZÈNE. — La difformité du nez, et particulièrement son écrasement, ou la présence de polypes, en re-
tenant dans les anfractuosités nasales le mucus sécrété
par la membrane qui les tapisse, font contracter à cette
humeur une odeur nauséabonde et repoussante qui se
communique à l'air expulsé pendant l'expiration ; de là
les noms de *punaisie* et d'*ozène* donnés à cette dégoû-
tante infirmité. Produite aussi par une ulcération de la
membrane muqueuse des fosses nasales, du voile du pa-

lais ou du sinus maxillaire, elle est ordinairement alors accompagnée d'écoulement purulent. La résistance qu'elle oppose communément à tous les moyens de traitement, tant internes qu'externes, en fait un cas d'*exemption* à cause de l'insupportable incommodité qui en résulterait pour les camarades du jeune soldat. Mais si elle survenait après l'incorporation, on devrait avec soin rechercher ses causes et se comporter suivant les chances de curabilité.

On *simule* cette puanteur en introduisant dans les cavités nasales des éponges imprégnées de matières putrides, des morceaux de fromage décomposé, etc. (N° 164.)

ŒSOPHAGE (Maladies de l'). — **1.** Le *rétrécissement* de l'œsophage motive l'*exemption* et la *réforme*, qu'il soit consécutif à des lésions traumatiques (plaies, déchirures, brûlures), ou qu'il provienne d'ulcération ou de dégénérescence carcinomateuse de ce conduit. Il en est de même quand la déglutition est gênée par une tumeur qui comprime l'œsophage.

Le plus souvent, à moins que la coarctation ne soit ancienne et ne s'accompagne d'une altération de la nutrition, aucun signe extérieur ne révèle le rétrécissement, et il faut pratiquer le cathétérisme de l'œsophage pour pouvoir affirmer l'existence de la lésion. (N° 208.)

2. La *dilatation* de l'œsophage est généralement la conséquence de l'affection précédente et, comme elle, nécessite l'*exemption* et la *réforme*. (N° 209.)

3. Des *corps étrangers* peuvent s'arrêter dans l'œsophage et produire des accidents graves et exiger l'œsophagotomie. En pareille circonstance, l'*exemption* est indiquée, et, quelquefois, la *réforme* devient indispensable. (N° 210.)

4. Les *ulcérations de toute nature*, les *dégénérescenses carcinomateuses*, motivent absolument l'*exclusion* de l'armée. (N° 211.)

5. L'*œsophagisme* ou spasme de l'œsophage, s'il n'est pas lié à une lésion organique de ce canal, est peu grave et ne doit pas entraîner l'*exemption*. (N° 212.)

6. La *paralysie de l'œsophage* et du *pharynx* est une affection qui, rarement idiopathique, se rattache à des lésions graves et *incompatibles* avec le service militaire. Les *simulateurs* peuvent essayer de faire croire à l'existence de cette affection en faisant des contorsions et des efforts simulés pour avaler, et en provoquant le retour des liquides par les narines. Mais l'abattement, l'amaigrissement, la débilité générale, feront distinguer le malade du simulateur. (N° 213.)

ŒSOPHAGISME. — *V. Œsophage*, 5, ci-dessus.

P

PARALYSIE. — **1**. *Agitante*. *V. Moelle (Maladies de la)*, page 83.

2. *Paralysie de la langue.* — *V. Langue (Maladies de la)*, page 77.

3. *Paralysie du voile du palais.* — *V. Voile du palais*, page 150.

4. La *paralysie* reconnaît des causes diverses qui lui impriment des caractères particuliers et en déterminent la nature et la gravité. En général, les paralysies qui proviennent d'une affection des centres nerveux sont graves et souvent incurables. Au contraire, les paralysies de nature syphilitique, rhumatismale, par intoxication saturnine ; celles qui sont produites par une lésion traumatique peu considérable, une contusion, une compression prolongée, etc., sont le plus ordinairement guérissables. Devant le conseil de révision, il est souvent difficile d'établir le pronostic d'une maladie ; il y a donc nécessité, si elle est établie ou si elle entraîne des troubles fonctionnels importants, de prononcer l'*exemption.* Il n'en est plus de même pour la *réforme* qui exige que l'incurabilité soit démontrée.

Les *paralysies de la locomotion* sont les seules que les *simulateurs* aient intérêt à feindre. Ceux-ci choisissent de préférence les *paralysies partielles,* qui sont les plus faciles à imiter. La *paralysie* qui existe depuis quelque temps amène dans la partie paralysée des changements qu'on ne peut simuler, tels sont : l'atrophie des membres, la décoloration de la peau, la flaccidité des chairs, le relâchement des articulations et l'abaissement de la température. En outre, chaque paralysie a des caractères particuliers qui, échappant le plus souvent au simulateur, mettent sa supercherie à découvert. Dans les cas douteux, on recueillera les renseignements qui seront fournis par les autorités locales. S'il s'agit d'un militaire, on le surveillera attentivement et on le soumettra à l'électrisation et aux autres moyens capables d'éclairer le diagnostic. (N° 42.)

5. La *paralysie générale progressive* se rattachant à l'aliénation mentale par les troubles des facultés intellectuelles qui accompagnent l'affaiblissement progressif du système musculaire, le tremblement des muscles et l'embarras de la parole, est une affection à marche fatalement progressive, *incompatible* avec la vie militaire. (N° 73.)

6. La sclérose musculaire progressive ou la *paralysie pseudo-hypertrophique* est propre à l'enfance et ne s'observe qu'exceptionnellement chez les adolescents et les adultes. Elle est constituée par une hypertrophie et un affaiblissement progressif du système musculaire. La sclérose débute par les membres inférieurs; sa marche est lente, mais progressive, son pronostic grave. Elle est *incompatible* avec le service militaire. (N° 86.)

7. Les *paralysies partielles* et *récentes de la face*, pouvant tenir à des causes essentiellement passagères, ne motivent pas l'exemption. (N° 104.)

8. La *paralysie de l'orbiculaire* des paupières se rattache à la paralysie faciale. Si elle existait isolément, elle ne serait une cause d'*exemption* que dans le cas où l'on constaterait l'impossibilité de l'occlusion des paupières. (N° 117.)

9. La *paralysie* et la rétraction des *muscles de l'œil* se confondent, au point de vue de l'aptitude au service militaire, avec le strabisme qui en est la conséquence. (N° 156.)

10. *Paralysie de l'œsophage*. — *V. Œsophage*, page 100.

PARAPHIMOSIS. — *V. Pénis*, page 106.

PAROIS ABDOMINALES. — *V. Affections des parois abdominales*, page 6.

PAROIS THORACIQUES (Difformités des). —
Les *difformités congénitales* ou *acquises* de la poitrine :
les *fissures*, le *défaut d'ossification* du sternum, l'*absence
du cartilage* d'une ou de plusieurs côtes (lésions qui sont
assez rares) ;

La *proéminence du thorax* en forme de carène, s'accompagnant d'une diminution notable de la courbure
des côtes ;

Les *enfoncements* assez considérables de la partie inférieure du sternum ou de l'appendice xiphoïde, avec renversement de cet appendice soit en dedans, soit en dehors ;

Les *déviations partielles* du sternum ou des côtes et
de leurs cartilages, par suite de fractures vicieusement
consolidées ou de luxations non réduites ;

Le *rétrécissement* d'un côté de la poitrine, consécutif
à un épanchement pleurétique ;

Les *difformités* dépendant du rachitisme, qui sont fréquentes et affectent ordinairement toute la cage thoracique ; sont autant de causes qui rendent *impropre* au
service militaire.

Les *voussures de la poitrine* n'ont guère d'importance
qu'en raison des affections qui les déterminent et qui
entraînent presque toujours la *réforme* et l'*exemption*.

Les *arrêts de développement*, les *courbures difformes*
ou irrégulières de la clavicule, ces dernières provenant
de causes organiques ou de fractures anciennes vicieusement consolidées, qui gênent le port du sac ou entravent les mouvements, les *pseudarthroses,* les *luxations
complètes non réduites* de l'une ou de l'autre extrémité
de cet os, motivent l'*exemption,* mais ne nécessitent pas
toujours la *réforme.*

L'*omoplate* peut être aussi le siège de *difformités* qui
sont *incompatibles* avec la profession militaire. (N° 214.)

PAVILLON DE L'OREILLE. — 1. La *perte du pavillon de l'oreille* entraîne généralement l'imperfection de l'ouïe. Alors même qu'elle ne produit pas ce résultat, elle constitue une difformité qui doit être considérée comme un motif d'*exemption*, mais qui n'entraîne pas nécessairement la *réforme*.

L'*atrophie* ou l'*hypertrophie* prononcée du pavillon de l'oreille, son envahissement par des *tumeurs* volumineuses ou de mauvaise nature, par des *ulcères* chroniques, son *adhérence* aux parois du crâne, ses *déformations* ou *malformations,* sont des cas d'*exemption,* soit en raison de la diminution de l'ouïe, qui en résulte, soit de l'obstacle qu'ils opposent à la coiffure, soit des dangers d'aggravation qu'ils présentent. Les mêmes motifs doivent faire demander la *réforme* lorsque les affections sont de nature à résister aux opérations chirurgicales qui pourraient être indiquées. (N°87.)

2. La *perte,* l'*atrophie* du pavillon de l'oreille, ou son *adhérence* aux parois du crâne, sont *compatibles avec le service auxiliaire.* (A. N° 2.)

PEAU (Maladies de la). — Les affections *cutanées légères ou à forme aiguë:* les érythèmes, exanthèmes, l'érysipèle, l'eczéma, l'herpès, l'impétigo, etc., qui guérissent facilement, sont compatibles avec le service militaire.

Les affections *chroniques,* le plus généralement liées à un état constitutionnel ou diathésique, donnent lieu à l'*exemption* et entraînent la *réforme* dans les cas d'incurabilité. (N° 14.)

PELLAGRE. — La *pellagre* est restée jusqu'ici classée dans les maladies cutanées, mais elle appartient aux maladies générales. Fréquente dans le Milanais, propre à certaines contrées méridionales de la France, elle est caractérisée par une sorte d'érythème de la face dorsale des mains, auquel s'ajoutent plus tard des troubles graves des fonctions digestives et cérébrales qui rendent *impropre* au service militaire. (N° 13.)

PEMPHYGUS. — L'*ecthima cachecticum*, le rupia, le *pemphygus chronique*, qui sont le reflet d'une altération profonde de l'organisme, donnent lieu à l'*exemption* et entraînent la *réforme* dans les cas d'incurabilité. (N° 21.)

PÉNIS (Maladies du). — L'*hermaphrodisme, l'absence du pénis*, la *perte partielle ou totale du pénis*, par suite de blessures ou de mutilations, nécessitent l'*exemption* et la *réforme*.

L'*atrophie du pénis*, si prononcée qu'elle soit, ne saurait motiver l'*exemption*, à moins qu'elle ne se complique ou ne s'accompagne d'une atrophie des testicules.

Le *phimosis* et le *paraphimosis*, auxquels il est facile de porter remède, ne réclament ni l'*exemption* ni la *réforme*. Il en est de même des *ulcérations* et des *végétations syphilitiques*, à l'exception, cependant, des *ulcères phagédéniques* qui auraient détruit une partie notable de la verge. (N° 284.)

PERFORATION DE LA MEMBRANE DU TYMPAN. — *V. Tympan*, page 145.

PERFORATION DE LA VOUTE PALATINE. — *V. Voûte palatine*, page 150.

PÉRICARDITE. — La *péricardite* et l'endocardite *aiguës* laissent souvent après elles des altérations graves qui doivent faire prononcer l'*exemption ;* il en est de même pour la *péricardite chronique* et l'*hydropéricardite.* Ces affections peuvent aussi nécessiter la *réforme,* si elles sont rebelles. (N° 229.)

PÉRINÉE. — **1**. Les *plaies* et *contusions* du *périnée,* lorsqu'elles intéressent l'urètre, peuvent être graves et provoquer l'*exemption ;* elles amènent fréquemment à leur suite des rétrécissements urétraux qui nécessitent fréquemment la *réforme.* (N° 256.)

2. Les *phelymons* et les *abcès* du périnée, déterminés par une lésion des voies urinaires ou symptomatiques de lésions osseuses, entraînent l'*exemption* et quelquefois la *réforme.* (N° 258.)

PÉRIOSTITE. — La *périostite,* accompagnée de suppuration abondante et de décollements étendus qui doivent en prolonger la durée, peut entraîner l'*exemption.* Si la constitution est altérée, l'*incapacité* de servir sera déclarée. (N° 57.)

PÉRIOSTOSE. — Les *périostoses* et les exostoses sont compatibles avec le service militaire, à moins qu'elles n'apportent de la gêne dans les parties où elles siègent, et, même dans ce cas, elles ne motivent qu'exceptionnellement l'*exemption.* (N° 60.)

PÉRITONITES. — La *péritonite chronique* rend *impropre* au service militaire. La *péritonite aigue,* quoique étant une affection grave, peut se terminer heureusement. Le médecin tiendra donc compte, pour formuler son opinion, de la cause de cette affection, de son étendue, de son intensité. S'il le juge utile, il demandera le renvoi de l'examen à la fin des opérations du conseil de révision. (N° 236.)

PERTE DES DOIGTS. — *V. Mutilation des doigts,* page 85.

PERTE DU PAVILLON DE L'OREILLE. — *V. Pavillon de l'oreille,* page 105.

PERTE PARTIELLE DE LA LANGUE. — *V. Langue (Difformités de la),* page 77.

PERTE PARTIELLE DU PÉNIS. — *V. Pénis,* page 106.

PHARYNX (Maladies du). — **1.** Les *anomalies du pharynx,* assez rares d'ailleurs, les *rétrécissements* résultant d'adhérences vicieuses ou de rétractions cicatricielles, qui font obstacle au passage des aliments, sont des motifs d'*exemption* et de *réforme.* (N° 204.)

2. Les *lésions traumatiques,* la présence *de corps étrangers,* ne déterminent l'*incapacité* de servir que si elles doivent être suivies d'une infirmité capable d'entraver la déglutition. La décision du conseil peut être renvoyée, s'il y a lieu, à la fin des opérations. (N° 205.)

3. Les *pharyngites chronique* et *granuleuse,* affections gênantes et rebelles, prennent rang parmi les causes d'*exemption* et peuvent entraîner la *réforme.* Il en est de même des *abcès rétro-pharyngiens,* le plus souvent symptomatiques de lésions du rachis. Toutefois, il faut faire une réserve, au point de vue de la réforme, pour les *abcès idiopathiques,* qui offrent moins de gravité. (N° 206.)

4. Les *ulcères de mauvaise nature* motivent l'*exclusion* de l'armée ; les *ulcères syphilitiques,* pouvant se guérir promptement, ne sont des causes d'*exemption* que s'ils s'accompagnent de destruction des parties profondes et s'il doit en résulter des difformités. Dans ces cas, la *réforme* peut aussi être prononcée. (N° 207.)

5. *Paralysie du pharynx.* La paralysie du pharynx est une affection qui, rarement idiopathique, se rattache à des lésions graves et *incompatibles* avec le service militaire. Les *simulateurs* peuvent essayer de faire croire à l'existence de cette affection en faisant des contorsions et des efforts simulés pour avaler et en provoquant le retour des liquides par les narines. Mais l'abattement, l'amaigrissement, la débilité générale feront distinguer le malade du simulateur. (N° 213.)

PHARYNGITES. — *V. Pharynx,* page 108.

PHIMOSIS. — *V. Pénis,* page 106.

PHLEGMONS. — **1. Des parois de l'abdomen.** — *V. Affections des parois de l'abdomen,* page 6.

2. Des bourses. — *V. Scrotum,* page 124.

3. Les *phlegmons* et abcès de la *fosse iliaque,* quelle qu'en soit l'origine, nécessitent l'*exemption ;* la *réforme* n'est prononcée qu'en cas d'incurabilité. (N° 255.)

4. Les *phlegmons* et les abcès du *périnée* déterminés par une lésion des voies urinaires ou symptomatiques de lésions osseuses, entraînent l'*exemption* et quelquefois la *réforme.* (N° 258.)

PHTHISIE PULMONAIRE. — Le grand nombre de jeunes gens qui succombent, dans les hôpitaux militaires, à des affections pulmonaires et particulièrement à la *phthisie*, démontre la nécessité de ne pas admettre dans l'armée des hommes qui paraissent disposés à cette affection, surtout s'ils ont des antécédents de phthisie dans leur famille.

Le médecin doit apporter dans cet examen la plus grande attention. La *phthisie pulmonaire* n'est pas toujours facile à reconnaître à son début, et fréquemment les signes fournis par la percussion et l'auscultation peuvent être douteux ; mais assez souvent l'habitus externe permet, jusqu'à un certain point, d'affirmer la prédisposition à la tuberculisation. La poitrine alors est étroite, principalement à son pourtour supérieur, les omoplates sont saillantes, ailées, le cou est allongé, le visage pâle ou coloré d'un rouge vif aux pommettes. Les membres sont grêles, amaigris. C'est dans ces cas surtout qu'il convient de recourir à la mensuration de la poitrine, et de constater si son périmètre, mesuré à 3 centimètres au-dessous des mamelons, n'est pas au-dessous de 78 centimètres.

Non seulement la *phthisie confirmée* est une cause d'*exemption* et de *réforme,* mais l'exemption doit encore être prononcée toutes les fois qu'il y a *imminence de tuberculisation* pulmonaire, et la réforme est indiquée lorsque la maladie, *même à son début,* n'est pas douteuse.

Certains sujets, sous prétexte de faiblesse de poitrine, se présentent le dos voûté, les épaules rapprochées en avant, le sternum en apparence enfoncé ; ils affectent une toux fréquente, sèche ; parfois même ils ne répondent qu'en haletant aux questions qu'on leur adresse. Il suffit de redresser le prétendu malade, de porter ses épaules en arrière pour constater un développement convenable du thorax, en même temps que la coloration et l'élasticité des téguments, le volume et la fermeté des muscles viendront démentir des allégations mensongères. (N° 221.)

PIED BOT. — Les difformités des pieds, connues sous le nom de *pied bot*, quels qu'en soient la variété et le degré, entraînent l'*inaptitude* au service. Un faible degré de pied bot peut être provoqué par une mauvaise attitude du pied, soit permanente, soit momentanée. (N° 305.)

PIED CREUX. — Une conformation opposée à celle du pied plat se rencontre quelquefois ; elle est caractérisée par une excavation plus ou moins profonde de la plante du pied et par une voussure à saillie correspondante du cou-de-pied. Cette difformité doit entraîner l'*exemption* du service lorsqu'elle peut entraver la marche ou qu'elle nécessite une chaussure spéciale. (N° 307.)

PIED PLAT. — **1**. Le *pied plat*, caractérisé par la déviation du pied en dehors, avec effacement de la voûte plantaire, saillie anormale de l'astragale au-dessous de la malléole interne et projection de l'axe de la jambe en dedans de l'axe du pied, peut seul *exempter* du service militaire. Le simple effacement de la voûte n'est pas un motif d'incapacité de servir. (N° 306.)

2. Les *pieds plats* avec une déviation peu considérable, mais suffisante pour rendre impropre au service militaire, sont *compatibles avec le service auxiliaire*. (A. N° 30.)

PITYRIASIS. — Le *pityriasis* se rattache particulièrement aux maladies du cuir chevelu. Le *pityriasis* est le plus souvent une affection persistante qui exige des soins de propreté, mais ne met pas obstacle à la vie militaire. Des productions épidermiques, quelquefois très abondantes et disposées en couches épaisses, enveloppent la base des cheveux et forment cette variété de teigne à laquelle on a donné le nom d'*amiantacée,* et qui diffère essentiellement par sa nature des affections parasitaires. (N° 65.)

PITYRIASIS VERSICOLOR. — Les affections parasitaires qui sont dues à des cryptogames, offrent plusieurs variétés : les champignons siègent à la surface de la peau, comme dans l'herpès circiné et le *pityriasis versicolor,* affections peu importantes qui ne s'opposent pas au service militaire. (N° 24.)   ·

PLAIES A L'ANUS. — Les *plaies* ou déchirures à l'*anus,* à moins de complications, ne motivent pas l'*exemption.* (N° 257.)

PLAIES DU SCROTUM. — *V. Scrotum,* page 124.

PLAQUES MUQUEUSES. — *V. Syphilis,* page 134.

PNEUMONIE CHRONIQUE. — La bronchite, la *pneumonie chronique,* avec dépérissement de la constitution, motivent toujours l'*exemption* et la *réforme.* (N° 223.)

POITRINE (Difformités de la). — **1**. *V. Parois thoraciques,* page 104.

2. Les *contusions,* les *compressions brusques* de la

poitrine n'ont de gravité, en général, que par la lésion des organes internes, qui les complique quelquefois. Il en est de même des *plaies* qui, lorsqu'elles sont pénétrantes, peuvent, comme les contusions, donner lieu immédiatement à des accidents sérieux et consécutivement à des altérations qui déterminent l'*inaptitude* au service militaire. (N° 215.)

3. Les *déformations de la poitrine :* enfoncement ou saillie du sternum ou des côtes, qui ne nuisent pas aux fonctions des organes internes, sont *compatibles avec le service auxiliaire.* (A. N° 17.)

POITRINE (Maladies de la). — La poitrine renferme les principaux organes de la respiration et de la circulation, dont le jeu continuel et régulier est indispensable à l'entretien de la vie et de la santé ; elle sert de point fixe dans l'exécution d'un grand nombre de mouvements, et, chez les militaires, elle supporte immédiatement les parties les plus pesantes et les plus dures de l'équipement : le havresac, la cuirasse, etc. L'état de la poitrine doit donc être pris en grande considération dans la visite des hommes destinés à servir dans les rangs.

Chez un homme bien constitué, le thorax est ample, largement saillant ; les côtes sont longuement et régulièrement arquées, les omoplates effacées par leur application exacte sur le dos et sous les muscles qui les meuvent et remplissent leur cavité.

Un défaut de développement du thorax dénote le plus souvent soit une faiblesse de la constitution, soit une disposition à la tuberculisation, dont il convient de tenir compte. Le médecin expert, après avoir fait l'exploration extérieure de la poitrine et en avoir mesuré le périmètre avec un ruban métrique, s'il le juge utile, doit toujours apprécier, à l'aide de la percussion et de l'auscultation, l'état des organes de la respiration et de la circulation.

POLYPES. — 1. Les *polypes* rencontrés dans le conduit auditif sont toujours un motif d'*exemption* ; nés souvent des parties profondes de l'oreille et perforant la membrane du tympan, ils peuvent être un motif de *réforme*. (N° 89.)

2. Les *polypes,* très fréquents dans les cavités nasales, doivent faire *exempter* tout sujet qui en est atteint. Ils altèrent la voix, gênent la respiration, quelquefois la déglutition ; ils peuvent écarter ou déformer les os, les traverser et porter le trouble dans les fonctions des organes adjacents.

Lorsqu'ils se manifestent après l'incorporation, ils ne doivent faire l'objet d'une demande de *réforme* qu'autant qu'ils ont résisté aux moyens de traitement appropriés.

Les *polypes* ont été *simulés* avec des testicules de poulets ou des reins de jeunes lapins. La conformation normale du nez, le bon état de la membrane interne des fosses nasales, l'insensibilité des tumeurs, mettraient sur la voie de la ruse, qu'il serait facile de constater par l'extraction du corps étranger, ou par son expulsion provoquée à l'aide de l'éternûment. (N° 163.)

3. Les *polypes* du larynx, qui altèrent la voix et donnent lieu souvent à des troubles sérieux de la respiration, sont *incompatibles* avec la vie militaire. (N° 201.)

PORRIGO DECALVANS. — **1.** Le *porrigo decal-vans* a pour siège principal le cuir chevelu. (N° 26.)

2. Le *porrigo decalvans* (microsporon) se reconnaît à des espaces arrondis, plus ou moins grands, dégarnis de cheveux et où la peau, légèrement rosée et œdématiée au début de la maladie, devient, plus tard, lisse, blanche, et n'est recouverte que d'un duvet à peine sensible. Dans cette affection, comme dans l'herpès tonsurant, l'alopécie finit à la longue par être incurable.

Le favus est une cause d'*exemption*. L'herpès tonsurant et le *porrigo decalvans* y donnent lieu pareillement, s'ils sont étendus. La *réforme* est indiquée dans les cas où l'alopécie occupe une grande surface et est irrémédiable. (N° 64.)

PROCIDENCE DE LA MEMBRANE MUQUEUSE. — La chute du rectum et la *procidence de la membrane muqueuse* du rectum à travers l'ouverture anale, qu'elles soient la conséquence d'hémorrhoïdes anciennes et volumineuses ou d'une autre cause, sont des motifs d'*exemption*; mais elles ne nécessitent la *réforme* que dans les cas où elles résistent à tout traitement. (N° 265.)

PRODUCTIONS CORNÉES. — Les *productions cornées* volumineuses entraînent l'*exemption*, si elles sont exposées à des pressions gênantes, ou si elles s'opposent au libre mouvement des parties voisines. Elles entraînent, dans les mêmes circonstances, la *réforme*, lorsqu'elles ne peuvent pas être détruites par des moyens chirurgicaux. (N° 29.)

PROÉMINENCE DU THORAX. — *V. Parois thoraciques,* page 104.

PROLAPSUS. — Le *prolapsus* produit par un gonflement inflammatoire, l'œdème ou toute autre affection passagère, ne donnent pas droit à l'*exemption*. (N° 116.)

PROSOPALGIE. — La *prosopalgie* faciale, ou tic douloureux de la face, doit entraîner l'*exemption*. Si elle atteint un militaire sous les drapeaux, elle ne motivera la *réforme* qu'après un traitement infructueux. (N° 103.)

PROSTATE (Maladie de la). — Les abcès, l'hypertrophie de la *prostate,* les calculs prostatiques, affections rares chez les jeunes gens, déterminent l'*exemption* et quelquefois la *réforme,* si l'on ne peut en obtenir la guérison. (N° 283.)

PSEUDARTHROSES. — *V. Parois thoraciques,* page 104.

PSOÏTIS. — Le *psoïtis* est susceptible d'une terminaison heureuse ; mais on le voit aussi amener des abcès, des rétractions du membre inférieur sur le bassin, accidents qui déterminent l'*incapacité* de servir dans l'armée. (N° 254.)

PSORIASIS. — Le *psoriasis,* caractérisé par de nombreuses squames ou ayant de la tendance à la généralisation, donne lieu à l'*exemption* et entraîne la *réforme* dans les cas d'incurabilité. (N° 17.)

PTÉRYGION. — Le *ptérygion* n'exempte du service que quand sa pointe s'avance vers le centre de la cornée et menace de compromettre la vision. La *réforme*

n'est admise qu'après une ou plusieurs opérations res-
tées sans succès. (N° 124.)

PTOSIS. — *V. Chute de la paupière,* page 28.

PUNAISIE. — *V. Ozène,* page 99.

R

RACCOURCISSEMENT DES OS. — **1.** Les déformations des os, leur courbure exagérée, leur *raccourcissement* par suite de rachitisme ou de fractures vicieusement consolidées, déterminent l'*exemption* et la *réforme.*
(N° 61.)

2. Les *raccourcissements* provenant de fractures simples ou compliquées, ou reconnaissant pour cause les
distensions articulaires, sont des causes d'*exemption* et
peuvent être des causes de *réforme.* (N° 296.)

3. Le *raccourcissement* d'un membre inférieur, s'il
n'en résulte qu'une légère claudication, est *compatible
avec le service auxiliaire.* (A. N° 23.)

RACCOURCISSEMENT DE LA TAILLE. — *V.
Taille,* page 135.

RACHIS. — *V. Déviations du rachis,* page 40.

RACHITISME. — *V. Raccourcissement des os,* ci-
dessus, et *Déviations du rachis,* page 40.

RATE (Affections de la). — *V. Foie,* page 60.

RECTUM (Affections du). — **1.** Les *affections du rectum : ulcérations de mauvaise nature, carcinomes,* sont des causes absolues d'*exemption* et de *réforme.* (N° 262.)

2. Le *rétrécissement du rectum,* qui peut être la conséquence de lésions diverses, de plaies, d'ulcérations, d'affections syphilitiques, carcinomateuses, etc., qu'il siège à l'orifice anal ou sur un point plus élevé de l'intestin, est une cause d'*exclusion* de l'armée, et entraîne la *réforme* s'il ne peut être combattu avec succès. (N° 263.)

3. La *chute du rectum* et la *procidence de la membrane muqueuse du rectum* à travers l'ouverture anale, qu'elles soient la conséquence d'hémorrhoïdes anciennes et volumineuses ou d'une autre cause, sont des motifs d'*exemption ;* mais elles ne nécessitent la *réforme* que dans les cas où elles résistent à tout traitement. (N° 265.)

REINS (Lésions traumatiques des). — **1.** Les *lésions traumatiques des reins :* plaies, contusions, peuvent donner lieu à un pronostic plus ou moins grave, qui servira de guide au médecin expert pour faire prononcer l'*admission* ou l'*exemption.* (N° 267.)

2. Les *abcès,* les *kystes,* les *dégénérescences des reins,* déterminent l'*incapacité* de servir. (N° 269.)

RELACHEMENTS ARTICULAIRES. — **1.** Les *relâchements articulaires,* consécutifs à l'entorse, à la luxation et à d'autres causes, sont des motifs d'*exemption* et de *réforme* s'ils occasionnent une faiblesse notable de l'articulation ou la déviation du membre. (N° 56.)

2. Le *relâchement des capsules et des ligaments arti-*

culaires avec mobilité anormale et luxations fréquentes volontaires ou involontaires, sont des causes d'*exemption* et peuvent être des causes de *réforme*. (N° 296.)

RELACHEMENT DES SYMPHYSES. — Le *relâchement des symphyses* nécessite l'*exemption* et la *réforme*. Ces conclusions ne s'appliquent ni à l'entorse ni à la luxation du coccyx, affections légères qui ont rarement des conséquences sérieuses. (N° 252.)

RENVERSEMENT DES PAUPIÈRES. — *V. Ectropion*, page 46, et *Entropion*, page 48.

RÉSECTIONS. — *V. Lésions traumatiques*, page 79.

RÉTENTION D'URINE. — La *rétention d'urine* est, comme l'incontinence, la conséquence d'affections morbides variées : lorsqu'elle est produite par un spasme ou une irritation du col, elle est sans gravité et compatible avec le service militaire. Souvent elle est symptomatique d'affections plus sérieuses qui font obstacle au cours de l'urine : engorgement de la prostate, valvules du col vésical, rétrécissement du canal uréthral ; elle nécessite alors l'*exemption* ; la *réforme* est réservée aux cas incurables.

Elle est difficile à *simuler*, la moindre pression sur l'hypogastre permettant de vaincre la résistance du col de la vessie et amenant la sortie de l'urine. (N° 276.)

RÉTINITES. — Les affections de la rétine et du nerf optique entraînent généralement l'*exemption*, et souvent la *réforme* est nécessitée par leur incurabilité. Parmi elles se rangent les diverses variétés de *rétinites* :

séreuse, parenchymateuse, pigmentaire, les rétinites symptomatiques de l'albuminurie et d'un trouble fonctionnel important. (N° 145.)

RÉTRACTIONS MUSCULAIRES. — 1. Les *rétractions musculaires* ou *tendineuses*, entraînant des changements dans les rapports anatomiques des parties auxquelles les muscles et les tendons rétractés s'insèrent, et apportant un obstacle plus ou moins considérable à l'exécution des mouvements, sont presque toujours des causes d'*incapacité* de servir. Lorsqu'il sera possible de faire disparaître cette infirmité par une opération chirurgicale, la *réforme* ne sera accordée que si le traitement était resté inefficace. (N° 49.)

2. La paralysie et la *rétraction des muscles de l'œil* se confondent, au point de vue de l'aptitude au service militaire, avec le strabisme, qui en est la conséquence. (N° 156.)

RÉTRÉCISSEMENTS. — 1. De la poitrine. — *V. Parois thoraciques*, page 104.

— 2. Des conduits auditifs. — Le *rétrécissement* d'un des conduits auditifs avec diminution de l'ouïe peu prononcée, est *compatible avec le service auxiliaire*. (A. N° 3.)

— 3. De la trompe d'Eustache — Le *rétrécissement* ou l'oblitération de la trompe d'Eustache avec une faible diminution de l'ouïe est *compatible avec le service auxiliaire*. (A. N° 5.)

— 4. Intestinaux. — Les *rétrécissements intestinaux*

sont des affections qui rendent *impropre* au service militaire. (N° 241.)

— **5. De l'œsophage.** — *V. Œsophage*, page 100.

— **6. Du pharynx.** — *V. Pharynx*, page 108.

— **7. Du rectum.** — *V. Rectum*, page 118.

RHUMATISMES. — **1.** Le *rhumatisme* lombaire ou lumbago n'est pas une cause d'exemption; mais la douleur des lombes peut être déterminée par d'autres lésions qui ont plus de gravité. On doit donc apporter, dans cet examen, la plus grande attention et s'assurer que le lumbago ne se rapporte pas à une affection du rachis, de la moelle ou des reins. Le médecin se rappellera aussi que le *rhumatisme* chronique des lombes est souvent invoqué par les *simulateurs*. (N° 249.)

2. Les névralgies habituelles, telles que la sciatique, les douleurs *rhumatismales* chroniques, faciles à *simuler*, sont souvent alléguées, par les sujets examinés, comme cause d'*exemption*. Lorsque ces affections sont réelles et qu'elles durent depuis longtemps, elles produisent toujours un amaigrissement, un affaiblissement notable des parties qui en sont le siège; elles constituent alors une cause d'*exemption*. Lorsque aucun signe apparent ne décèle leur existence, et que le médecin ne parvient pas à distinguer la maladie réelle de la maladie suspectée de simulation, il y a lieu de recourir à la notoriété publique. Ces affections ne peuvent entraîner la *réforme* qu'autant que tous les moyens d'investigation propres à constater leur existence et que toutes les ressources de la thérapeutique ont échoué.

La goutte, le *rhumatisme noueux*, rares dans la jeunesse, sont des motifs d'*incapacité* de servir. (N° 300.)

ROIDEUR D'UNE ARTICULATION. — La *roideur* d'une articulation avec diminution légère de l'étendue des mouvements qui ne nuit pas très sensiblement à l'action des membres, telles que : l'extension incomplète de l'avant-bras sur le bras, la flexion incomplète de la jambe sur la cuisse, les mouvements opposés étant entièrement libres ; la flexion permanente et complète de l'auriculaire de l'une ou l'autre main, la flexion incomplète de plusieurs doigts, est *compatible* avec le service auxiliaire. (A. N° 27.)

RUPIA. — Le *rupia*, qui est le reflet d'une altération profonde de l'organisme, donne lieu à l'*exemption* et entraîne la *réforme* dans les cas d'incurabilité. (N° 21.)

RUPTURE MUSCULAIRE. — **1**. La *rupture* ou la section des fibres musculaires ou des tendons ne justifient l'*exemption* ou la *réforme* qu'autant qu'il en résulte la perte ou la diminution définitive des fonctions d'un organe important. (N° 48.)

2. — *V. Affections des parois abdominales*, page 6.

S

SAILLIES DU STERNUM. — *V. Sternum*, page 127.

SCIATIQUE. — *V. Goutte*, page 62.

SCLÉROSE DE LA MOELLE. — *V. Moelle (Maladies de la)*, page 83.

SCLÉROTIQUE (Maladies de la). — *V. Staphylômes*, page 127.

SCOLIOSE. — *V. Déviations du rachis*, page 40.

SCORBUT. — Le *scorbut,* caractérisé par la fongosité des gencives, le déchaussement des dents, l'œdème des membres, leur dureté, la décoloration des tissus, l'infiltration séreuse, les taches rosées, les hémorrhagies passives et les douleurs musculaires, nécessite l'*exemption*.

Les altérations organiques qui s'observent à la suite des scorbuts graves peuvent nécessiter la *réforme*. (N° 5.)

SCROFULES. — Les *scrofules* sont caractérisées par l'engorgement chronique des ganglions lymphatiques des régions sous-maxillaire, cervicale, etc., les abcès, les ulcères ou les cicatrices qui en résultent, et que leur aspect et l'état général du sujet permettent de reconnaître.

Les jeunes gens scrofuleux ont le visage un peu bouffi, recouvert d'une peau fine, transparente, blanche, légèrement rosée ; les ailes du nez sont lisses, tuméfiées ; la lèvre supérieure est empâtée, les contours des membres sont arrondis, les chairs molles et flasques ; le bas-ventre est un peu plus développé qu'il ne devrait l'être. Dans un degré plus avancé, on trouve souvent les paupières humides, rouges, éraillées, les yeux injectés ou chassieux, les oreilles croûteuses ou coulantes.

La *simulation* des ulcérations et des cicatrices scrofuleuses s'opère avec des caustiques ; quelques fourbes, pour mieux donner le change, mettent, la veille de l'examen, sur le bord libre des paupières, dans les narines ou sur la lèvre supérieure, une substance irritante qui fait gonfler ces parties ; mais, quelque apparence de réalité qu'on puisse prêter à ces irritations locales, et en supposant qu'elles ne soient point trahies par la réaction inflammatoire qu'elles excitent, l'absence des autres phénomènes, la fermeté et l'élasticité des chairs surtout rendent l'erreur difficile. D'ailleurs, les ulcérations et les cicatrices scrofuleuses ont des caractères distinctifs ; les premières ont un fond pâle et blafard ; leurs chairs sont molles, leurs bords décollés et amincis ; la matière qui en découle est séreuse, mêlée de grumeaux caséiformes. Les cicatrices qu'elles laissent après elles sont profondes, souvent adhérentes aux parties sous-jacentes, violacées quand elles sont assez récentes, et gris jaunâtre quand elles sont anciennes ; inégales, couturées, fragiles, et placées généralement sur le trajet de ganglions lymphatiques.

Les *scrofules* caractérisées sont un motif d'*exemption.* Cette affection peut motiver la *réforme* lorsqu'elle s'est montrée rebelle aux moyens thérapeutiques suffisamment prolongés, ou qu'elle a laissé après elle des traces ou des altérations incompatibles avec la continuation du service. (N° 2.)

SCROTUM (Maladies du). — Les *affections cutanées :* eczéma, lichen chronique, qui causent une démangeaison insupportable et ne peuvent que s'aggraver par le frottement occasionné par la marche et par le contact des vêtements de laine, exigent l'*exemption,* plus rarement la *réforme.*

Les *plaies,* les *déchirures du scrotum,* les *contusions,* les *infiltrations* de sang, qui en sont la conséquence, entraînent rarement l'*exemption*. Il importe de noter que la cicatrisation de ces plaies se fait facilement et presque toujours sans adhérences, en raison de la laxité des tissus.

Les *phlegmons,* les *abcès* ne comportent l'*exemption* que s'ils se rattachent à des lésions des voies urinaires.

L'*œdème* et l'*emphysème du scrotum* sont quelquefois provoqués à l'aide d'injections d'eau ou d'air. Dans aucun cas ces maladies, fussent-elles spontanées, ne donnent lieu à l'*exemption*, à moins d'être liées à d'autres états morbides.

L'*éléphantiasis du scrotum,* extrèmement rare en France, est *incompatible* avec la vie militaire. (N° 285.)

SERVICE AUXILIAIRE. — Les jeunes gens qui sont reconnus impropres au service actif ou armé ne doivent être désignés pour le service auxiliaire que si, bien constitués, ils ont l'aptitude physique nécessaire pour remplir les obligations qui leur incomberont, lorsqu'ils seront appelés à servir. Ils ne doivent avoir aucune maladie ou infirmité qui puisse diminuer d'une manière notable la faculté de travailler ou constituer une difformité repoussante. Toutefois, n'ayant pas, au même degré que les jeunes gens classés dans le service actif, à supporter des fatigues et des privations prolongées, ils peuvent présenter certaines infirmités légères que ne comporte pas la profession des armes, mais compatibles avec leurs fonctions.

Parmi les infirmités qui permettent l'admission dans le service auxiliaire, il en est qui, à un degré moins prononcé, sont également compatibles avec le service armé.

De cette circonstance peut résulter quelque hésitation à classer les sujets dans l'un ou l'autre de ces deux services. C'est pour faire cesser toute indécision à cet égard qu'a été établie la seconde partie de l'instruction, à laquelle on n'a pas jugé nécessaire de donner autant d'étendue qu'à la première relative au service armé [1]. Si quelques infirmités, pouvant donner lieu à l'admission dans le service auxiliaire, ne s'y trouvent pas comprises, on pourra facilement suppléer à cette lacune, en se pénétrant des conditions que l'on doit exiger de tout individu placé dans ce service, à savoir : de pouvoir être convenablement utilisé.

SINUS FRONTAUX ET MAXILLAIRES. — Les *sinus frontaux* et les *sinus maxillaires* peuvent être déformés, oblitérés, perforés, à la suite de plaies, de fistules, d'ulcères ou de fractures avec enfoncement, des corps étrangers y pénètrent quelquefois ; très rarement il s'y développe des polypes. Ils peuvent être le siège d'hydropisie, de phlogose et de suppurations chroniques, d'exostoses, de carie, de nécrose avec ulcération fistuleuse.

La plupart de ces cas entraînent l'*exemption* et la *réforme*. (N° 105.)

SOMNAMBULISME. — Le *somnambulisme*, s'il est habituel et bien constaté, est une cause d'*exemption*. Le somnambule réel ne voyant pas et ne se guidant que par ses souvenirs, il suffira de bander les yeux du *simulateur* pour dévoiler sa supercherie. (N° 81.)

---

1. Les parties de cette instruction sont annotées, pour chaque maladie, par un A précédant le numéro du paragraphe.

SPASMES. — Les *spasmes fonctionnels*, ou contractions musculaires spasmodiques involontaires et continues, indolentes ou douloureuses, qui se manifestent à l'occasion de certains mouvements ou exercices, comme la crampe des écrivains, etc., sont des causes d'*exemption* et de *réforme*, quand elles entravent des fonctions dont l'intégrité est indispensable pour la vie militaire. (N° 44.)

SPERMATORRHÉE. — La *spermatorrhée* ne peut être constatée devant un conseil de révision ; d'ailleurs cet état morbide est généralement facile à guérir, et il ne peut être considéré comme une cause d'*exemption*. (N° 291.)

SPINA-BIFIDA. — *V. Hydrorachis*, page 67.

STAPHYLOMES. — **1**. Les *staphylômes pellucide* (cornée conique et globuleuse) et *opaque* nécessitent l'*exemption* et la *réforme* en raison des troubles de la vision qu'ils déterminent. (N° 131.)

2. Le *staphylôme antérieur* de la sclérotique, lésion consécutive à une altération grave des parties profondes de l'œil et caractérisé par des bosselures bleuâtres développées autour de la cornée, entraîne l'*incapacité* de servir. (N° 132.)

STERNUM (Déviations partielles du). — **1**. Les *déviations partielles du sternum* ou des côtes et de leurs cartilages, par suite de fractures vicieusement consolidées ou de luxations non réduites, sont des causes qui rendent *impropre* au service militaire. (N° 214.)

2. *V*. aussi : *Parois thoraciques*, page 104.

3. Les contusions, les compressions brusques de la poitrine n'ont de gravité, en général, que par la lésion des organes internes, qui les complique quelquefois. Il en est de même des *plaies* qui, lorsqu'elles sont pénétrantes, peuvent, comme les contusions, donner lieu immédiatement à des accidents sérieux et consécutivement à des altérations qui déterminent l'*inaptitude* au service militaire. (N° 215.)

4. La carie, la nécrose, l'ostéosarcome des côtes du *sternum*, de la clavicule, de l'omoplate, entraînent l'*exemption,* et motivent assez souvent la *réforme*. (N° 216.)

5. L'ostéite, l'exostose, les abcès ossifluents du sternum peuvent être aussi, dans certains cas, un motif d'*exclusion* de l'armée. (N° 217.)

6. Les déformations de la poitrine : *enfoncement ou saillie* du *sternum* ou des côtes, qui ne nuisent pas aux fonctions des organes internes, *sont compatibles avec le service auxiliaire*. (A. N° 17.)

STOMATITES. — La *stomatite ulcéreuse,* la *stomatite gangréneuse* et la *stomatite chronique* avec décollement, gonflement et état fongueux des gencives, motivent l'*exemption,* lorsqu'elles résultent d'un état scorbutique ou d'une altération profonde de l'organisme, ou si, les dents étant déchaussées et les gencives atrophiées ou détruites par l'ulcération, la guérison doit être longue à obtenir. Dans ces conditions, la *réforme* devient quelquefois nécessaire.

Les *simulateurs* produisent assez aisément le gonflement et l'ulcération des gencives et de la muqueuse buccale, mais ils imitent plus difficilement l'état fongueux, qui se distingue à une grande mollesse des tissus, à leur teinte bleuâtre ou violacée et à leur tendance à saigner au moindre attouchement. Les ulcérations consécutives à l'usage des mercuriaux ne sont pas des causes d'exemption et se reconnaissent à la salivation abondante, à l'odeur et à l'acuité des symptômes qui les accompagnent. (N° 170.)

STRABISME. — **1.** Le *strabisme* motive l'*exemption* et la *réforme*, lorsqu'il détermine : *à droite* une acuité visuelle inférieure à *un quart; à gauche,* inférieure à *un douzième ;* ou une diplopie permanente ou une diminution de la moitié environ de l'angle temporal du champ visuel de l'œil dévié.

On *simule* quelquefois le *strabisme*. En cas de doute, on fait subir une longue épreuve à l'individu soupçonné de fraude et on le met au besoin en observation pendant toute la séance du conseil de révision. La fatigue ne tarde pas à triompher des efforts qu'il fait pour maintenir la déviation de l'œil. (N° 157.)

2. Le *strabisme* à un degré incompatible avec le service armé, lorsque la vision de l'œil non dévié n'est pas sensiblement altérée, est *compatible avec le service auxiliaire.* (A. N° 12.)

SURDITÉ. — La *surdité* dépendant de l'altération de l'appareil nerveux acoustique se distingue de la *surdité* due à la lésion des organes de transmission des ondes sonores par deux caractères : 1° elle est plus souvent complète et totale ; et, lorsqu'elle est incomplète, elle est souvent partielle, c'est-à-dire qu'elle ne consiste pas dans la diminution de l'acuité auditive générale, mais dans l'abolition de la perception de certains sons, alors que les autres sons peuvent être entendus ; 2° l'oreille perd incomplètement ou complètement la faculté de recevoir les vibrations sonores transmises par les os du crâne. C'est le contraire de ce qui se passe dans les maladies de l'oreille externe et de l'oreille moyenne, qui laissent le nerf auditif indemne, tout en occasionnant une diminution ou une suppression de l'ouïe.

La constatation du degré de sensibilité de l'oreille à la transmission des vibrations par les parois du crâne se fait avec une montre placée sur le sommet de la tête, sur la région temporo-mastoïdienne ou entre les dents et, mieux encore, à l'aide d'un diapason en vibration appliqué sur les mêmes points que la montre.

A l'état normal, les vibrations du diapason arrivent distinctement avec une égale intensité dans l'une et l'autre oreille libres ou fermées. Quand une seule oreille est fermée, elle ressent plus vivement que l'autre les vibrations de l'instrument.

A l'état pathologique, l'épreuve appliquée aux maladies de l'oreille externe et de l'oreille moyenne donne des résultats identiques. L'oreille affectée ou l'oreille la plus malade ressent plus vivement que l'autre l'impression du diapason. Mais quand l'oreille interne et l'appareil nerveux sont altérés, les vibrations ne sont plus ressenties ou sont affaiblies, et si l'une des oreilles est encore saine ou légèrement atteinte, elle seule perçoit les vibrations, que le conduit auditif soit libre ou fermé.

Les moyens propres à constater l'état de la fonction auditive consistent: 1° à chercher la portée du champ de l'audition pour le langage, en mesurant la distance à laquelle cesse d'être entendue la parole énoncée à voix basse, à voix ordinaire, ou à voix haute ; 2° à déterminer le degré de l'acuité de l'ouïe pour les bruits faibles et réguliers, en mesurant la distance à laquelle le mouvement d'une montre à cylindre commence à être entendu.

Ces épreuves supposent une entière bonne foi du sujet examiné : elles n'ont plus qu'une valeur relative dès que la véracité de l'intéressé peut être mise en suspicion par le défaut de rapport entre ses réponses et l'état constaté de l'oreille. A l'état normal, la portée de l'ouïe, dans un milieu paisible, s'étend en moyenne à 25 mètres pour l'audition de la parole sur le ton ordinaire, et à $1^m,20$ ou $1^m,25$ pour l'audition du bruit d'une montre.

En prenant pour base la distance moyenne à laquelle s'exécute le commandement du chef de file dans les différentes armes, savoir : 4 à 5 mètres pour les troupes à pied , 12 à 15 mètres pour les troupes à cheval, on peut déclarer *impropre* au service tout homme qui n'entend pas distinctement la parole sur le ton ordinaire , au moins jusqu'à 4 mètres, et la voix haute jusqu'à 12 mètres.

La *simulation* de la surdité sans maladie apparente de l'oreille est facile ; la simulation de la surdité complète est plus rare que l'exagération de la dureté de l'ouïe, dont le point de départ peut être plus ou moins appréciable. Le véritable sourd dont l'intelligence n'est pas amoindrie, offre ordinairement dans les traits, dans l'expression du visage et des yeux, une sorte d'attention interrogatrice et cherche à saisir, par le mouvement des lèvres de l'interlocuteur, le sens des paroles qui lui sont adressées. Le faux sourd, au contraire, se détourne, baisse les yeux, évite les regards de l'explorateur, prend un air hébété, feint de ne pas comprendre qu'on s'adresse à lui, et prétend le plus souvent n'entendre absolument rien, si haut et de si près qu'on lui parle.

Aux anamnestiques sur l'état social et la profession

du sujet, on joindra, pour déjouer la fraude, les moyens de surprise que peuvent suggérer l'expérience et l'habileté.

En résumé, les sourds ou ceux qui se prétendent tels peuvent être classés en trois catégories : 1° ceux qui sont atteints d'une maladie de l'oreille, curable, qui n'est pas de nature à occasionner une gêne de l'audition telle que celle qu'ils accusent. Ils devront être déclarés *propres* au service ; 2° ceux qui sont atteints d'une maladie de l'oreille susceptible d'entraver l'audition à un point qu'il est difficile et quelquefois impossible d'apprécier séance tenante. Ils doivent être renvoyés à un nouvel examen après la séance du conseil de révision ou à la fin de sa tournée et avant la clôture de ses opérations; 3° ceux chez lesquels l'examen ne révèle aucune lésion. Dans cette troisième catégorie, les uns prétendent n'entendre que la voix haute et avouent *cependant* percevoir les vibrations du diapason comme à l'état normal ; les autres, contrairement aux conditions physiologiques de l'expérience, disent ne recevoir les vibrations que dans l'oreille laissée ouverte lorsqu'on ferme alternativement l'une et l'autre oreille ; d'autres enfin prétendent ne pas ressentir les vibrations du diapason, tandis qu'ils répondent aux questions qui leur sont faites à haute voix. Tous sont des simulateurs.

Ceux qui disent n'entendre absolument rien, ni les bruits extérieurs, ni la voix, ni les vibrations du diapason, et qui produisent un certificat de notoriété et d'enquête, sont les seuls qui doivent être considérés comme véritablement sourds et *exemptés* du service. (N° 94.)

SURDI-MUTITÉ. — La surdité congénitale est nécessairement accompagnée de *mutité;* dans ce cas, la physionomie du sourd-muet et surtout la notoriété publique ne peuvent laisser aucun doute. (N° 95.)

SYCOSIS. — Le *sycosis* est produit par le trichophyton ; il a pour siège ordinaire la barbe, quelquefois les cheveux. Il se reconnaît à des pustules éparses ou disposées en groupes sur le menton et la lèvre supérieure à l'insertion des poils, ou à de petites saillies indurées, tuberculeuses, couvertes de légères squames épidermiques, et qui, quelquefois, acquièrent le volume d'un petit pois, d'une cerise (*sycosis tuberculeux*). A ce degré, cette affection comporte l'*exemption*.

Le *sycosis* peut être *simulé* au moyen de l'huile de cade ou de la pommade stibiée. On découvre la supercherie à l'aide du microscope, ou l'on met l'individu dans l'impossibilité de provoquer une nouvelle éruption. (N° 25.)

SYMBLÉPHARON. — 1. Les cicatrices vicieuses, les adhérences des paupières, soit entre elles (ankyloblépharon), soit avec la conjonctive oculaire (*symblépharon*), qui gênent la vision ou entravent notablement la mobilité de ces voiles membraneux, déterminent l'*inadmissibilité* dans l'armée. (N° 111.)

2. Le *symblépharon* qui, sans amener une grande gêne dans le mouvement des paupières, n'est pas un obstacle à une fonction visuelle, est *compatible avec le service auxiliaire*. (A. N° 7.)

SYMPHYSES (Relâchement des). — Le relâchement des *symphyses* nécessite l'*exemption* et la *réforme*. Ces conclusions ne s'appliquent ni à l'entorse, ni à la luxation du coccyx, affections légères qui ont rarement des conséquences sérieuses. (N° 252.)

SYNCHYSIS. — Le ramollissement du corps vitré (*synchysis*), qui existe avec les corps flottants et qui reconnaît les mêmes causes, et le *synchysis étincelant*, qui trouble plus ou moins la vision, sont compris dans les cas d'*exemption*. (N° 141.)

SYNÉCHIES. — Les adhérences de l'iris avec la cornée (*synéchies antérieures*), les adhérences avec la capsule cristalline (*synéchies postérieures*), compliquées d'atrésie ou d'occlusion de la pupille, sont comprises au nombre des causes de l'*exclusion* de l'armée. (N° 134.)

SYPHILIS. — **1**. La *syphilis primitive*, quelle que soit sa forme symptomatique, ne saurait motiver l'*exemption* du service que dans le cas où il existerait de vastes ulcères devant laisser après eux des cicatrices friables, étendues ou difformes, ou une perte de substance considérable.

Il en est de même des *accidents secondaires*, débutant généralement six semaines ou deux mois après l'accident primitif, constitués par certaines manifestations actuellement peu graves du côté de la peau, des membranes muqueuses, des ganglions lymphatiques, de l'iris, etc., et pouvant guérir dans un temps relativement court sous l'influence d'un traitement approprié.

Les *accidents secondaires graves* et les *accidents tertiaires*, ces derniers ne se montrant habituellement que six mois après l'accident primitif, se révèlent par des manifestations plus profondes dans les divers tissus : syphilide tuberculeuse circonscrite, ulcérations des membranes muqueuses du nez, de la gorge, de l'œsophage, du rectum, engorgement des ganglions lymphatiques, cervicaux, axillaires, inguinaux, etc., dépôts plastiques dans le tissu cellulaire, les muscles et autres organes, carie des os, etc.

Ces accidents, sans doute, sont généralement curables par un traitement régulier, mais ils n'en détériorent pas moins la constitution des sujets au point qu'il est douteux que ceux-ci reprennent jamais assez de vigueur et d'énergie pour supporter le métier des armes. Ils sont donc une cause d'*exemption,* et ils peuvent motiver la *réforme.* (N° 11.)

2. Les *affections syphilitiques légères* de l'anus et du rectum : ulcérations, plaques muqueuses, végétations, blennorrhagie anale, ne motivent pas l'*exemption.* (N° 261.)

T

TACHES SUR L'ŒIL. — *V. Opacités,* page 93.

TAIES. — *V. Opacités,* page 93.

TAILLE. — La simulation des déviations latérales peut échapper aux conseils de révision par une circonstance sur laquelle il est très important d'appeler l'attention. On suit, dans l'examen des conditions d'exemption, l'ordre établi par la loi : le défaut de taille tient le premier rang ; au second, viennent les infirmités. Or, comme c'est sur le deuxième chef que la loi prescrit de consulter les gens de l'art, ceux-ci n'interviennent pas dans l'examen préalable de la taille ; la toise en est seule juge. L'appelé que cet instrument aveugle a déclaré trop petit n'est plus soumis à aucune épreuve ; il est proclamé impropre au service. Cependant l'expérience a appris que des individus, dont la taille ne s'élève que très peu au-dessus du minimum légal, peuvent, en courbant leur colonne vertébrale, se rapetisser et se faire exempter pour défaut de taille. Les médecins seraient donc utilement consultés lorsque sont toisés des jeunes gens dont la taille serait de 1 à 5 millimètres au-dessous de la hauteur exigée. Le coup d'œil du médecin, dans l'appréciation de l'habitude extérieure, pourrait utilement intervenir dans quelques circonstances de cette nature ; mais on obtiendrait un résultat plus certain en faisant coucher l'individu sur une table graduée comme la toise, avec la précaution de maintenir toutes les jointures dans l'extension. (N° 245.)

TEIGNE FAVEUSE. — Le favus ou *teigne faveuse* (achorion) présentant des croûtes sèches, de couleur jaunâtre, en forme de godets, et une altération des cheveux qui sont rares, grêles, cassants, lanugineux, et dont l'atrophie des follicules pileux détermine la chute, est une cause d'*exemption*. La *réforme* est indiquée dans le cas où l'alopécie occupe une grande surface et est irrémédiable. (N°ˢ 62 et 64.)

TESTICULES (Maladies des). — **1**. *Perte, atrophie*. La perte de l'un ou des deux testicules par suite d'opération ou d'accidents, l'atrophie de ces deux organes, acquise ou congénitale, portée à un haut degré, entraînent l'*exemption*. L'atrophie d'un testicule, l'autre restant sain, est compatible avec le service militaire. (N° 288.)

2. *Anorchidie*. L'absence des testicules (anorchidie) n'est qu'apparente ; tantôt ces organes sont restés dans l'abdomen, tantôt ils sont arrêtés dans l'anneau ou dans le canal inguinal. Lorsque le sujet présente tous les signes de la virilité et que, rien ne démontrant que les testicules aient été enlevés, on doit croire à leur rétention dans l'abdomen, l'*admission* est prononcée. L'*exemption* est réservée au cas où le testicule est retenu à l'anneau ou dans le canal, en raison des douleurs qu'il provoque et de la prédisposition aux hernies qu'il entraîne. (N° 289.)

3. *Tumeurs.* L'orchite chronique, tuberculeuse, syphilitique, rendent *inapte* au service militaire.

L'enchondrome, l'encéphaloïde et les autres dégénérescenses du testicule sont des causes d'*exemption* et de *réforme*. (N° 290.)

TÉTANIE. — La *tétanie* ou contracture essentielle des extrémités, névrose consistant dans les contractions toniques des membres étendues quelquefois à la face et au tronc et se reproduisant par accès, ne motive l'*exemption* que s'il est prouvé que les convulsions sont fréquentes et la maladie persistante. Comme elle guérit le plus souvent seule et qu'elle n'est pas d'une longue durée, on ne se hâtera pas de proposer la *réforme*. (N° 80.)

TIC DOULOUREUX DE LA FACE. — La prosopalgie faciale, ou *tic douloureux de la face,* doit entraîner l'*exemption*. Si elle atteint un militaire sous les drapeaux, elle ne motivera la *réforme* qu'après un traitement infructueux. (N° 103.)

TORTICOLIS. — Le *torticolis* ou inclinaison vicieuse de la tête sur l'une ou l'autre épaule peut être congénital ou accidentel. Il provient le plus ordinairement de contractions permanentes ou passagères ou de rétraction des muscles du cou; plus rarement de spasmes ou de paralysies musculaires; quelquefois il est déterminé par des cicatrices, des engorgements ganglionnaires ou par des lésions articulaires ou osseuses de la colonne vertébrale.

Le *torticolis à forme aiguë,* suite de refroidissement, consistant dans une contracture qui est presque toujours de courte durée, ne donne pas lieu à l'*exemption*. Celui qui est produit par une contracture ancienne, une rétraction musculaire ou fibreuse ou toute autre affection d'une guérison incertaine ou incurable, rend *inapte* au service militaire, et entraîne la *réforme,* lorsqu'on juge le mal au-dessus des ressources de l'art.

Le *torticolis* est quelquefois *simulé* devant les conseils de révision; mais on parvient facilement à déjouer la fraude, en se rappelant les caractères propres à chaque variété de cette affection. Ainsi : 1° dans le torticolis congénital ou datant de l'enfance, il existe une atrophie de la face du côté correspondant à l'inclinaison et quelques autres modifications à la face et au cou qui ne peuvent être simulées; 2° lorsque le torticolis résulte de la rétraction, le muscle rétracté vers lequel s'incline la tête forme sous la peau une sorte de corde tendue, saillante, qui s'oppose au redressement par le mouvement communiqué; 3° dans le torticolis par paralysie, le muscle sain, qui entraîne la tête de son côté, ne présente ni roideur ni dureté extraordinaires, et le muscle opposé, dépourvu d'action, est mou, relâché et, quels que soient les mouvements imprimés à la tête, ne donne aucun signe de contraction; 4° les autres variétés du torticolis, par suite de cicatrices, de lésions du rachis, etc., s'accompagnent d'altérations des tissus le plus souvent faciles à constater ; 5° le torticolis aigu se reconnaît à la vive douleur qu'occasionne toute tentative de redressement et à l'absence des signes précédemment énumérés. (N° 196.)

TRAJETS FISTULEUX. — *V. Abcès*, page 1.

TRANSPIRATION FÉTIDE DES PIEDS. — La *transpiration fétide* et abondante des pieds peut être *simulée* et *dissimulée :* lorsqu'elle est réelle, elle détermine habituellement une macération de l'épiderme et une odeur *sui generis*. Elle n'est une cause d'*exemption* que lorsqu'elle est attestée par des témoignages authentiques. (N° 317.)

TRANSPOSITION DES ORGANES PECTORAUX. — La *transposition des organes pectoraux* de gauche à droite n'est pas une cause d'incapacité de servir, quand il n'y a pas de troubles fonctionnels. Les exemples n'en sont pas très rares. (N° 228.)

TREMBLEMENT. — **1**. Certaines affections des centres nerveux, et particulièrement la paralysie agitante et la sclérose de la moelle, les émanations de plomb et celles du mercure, l'alcoolisme, donnent lieu à un *tremblement partiel* ou *général* qui dénote toujours une altération du système nerveux et rend *impropre* au service militaire.

Cette affection est quelquefois *simulée ;* mais elle a des caractères spéciaux. Les contractions musculaires qui la constituent se font avec une grande vivacité et en plusieurs temps ; par exemple : le malade qui veut plier le bras ne peut y parvenir en une seule fois, mais par une suite de contractions saccadées produisant le tremblement. Ces phénomènes ne sont jamais assez bien imités pour tromper le médecin, qui, en examinant le malade, doit rechercher la cause et la lésion auxquelles cette infirmité peut être attribuée. On a recours à l'enquête, s'il en est besoin. (N° 45.)

2. *Tremblement de l'iris.* Le tremblement de l'iris a peu d'importance par lui-même, mais il se rattache à des affections : hydrophthalmie, liquéfaction du corps vitré, luxation ou atrophie du cristallin, qui sont des causes d'exemption. (N° 137.)

TRICHIASIS. — Le *trichiasis* assez développé pour entretenir une irritation constante de la cornée, se range au nombre des causes d'*exemption*. (N° 115.)

TRICHOPHYTON. — L'herpès tonsurant (*trichophyton*), caractérisé par une ou plusieurs tonsures qui s'étendent progressivement et à la surface desquelles la peau est grisâtre, rude au toucher, hérissée de petits cheveux pulvérulents, atrophiés et brisés à 2 ou 3 centimètres de leur base (n° 63), donne lieu à l'*exemption* s'il est étendu. (N° 64.)

TROMPE D'EUSTACHE (Oblitération ou rétrécissement de la). — L'oblitération ou le rétrécissement de la trompe d'Eustache avec une faible diminution de l'ouïe, est *compatible avec le service auxiliaire.* (A. N° 5).

TUBERCULES. — Les *tubercules,* bien qu'ils s'observent le plus habituellement dans les poumons et dans le péritoine, peuvent cependant se rencontrer dans beaucoup d'autres organes et tissus de l'économie. Le dépôt et l'évolution de la matière tuberculeuse s'opèrent sous l'influence d'une diathèse qui rend essentiellement impropre au service. Le diagnostic de cette affection est facile lorsqu'elle est arrivée au point de développement qui caractérise son second degré et surtout son troisième ; mais, tant que le tubercule est à l'état de noyau solide, indolent, isolé, il peut rester longtemps méconnu. Quant aux masses tuberculeuses, même à ce premier degré, elles sont presque toujours appréciables. Le médecin doit rechercher, dans la constitution du sujet, les principaux indices de cette diathèse, lorsqu'il y a quelques motifs d'en soupçonner l'existence.

Les *tubercules* motivent toujours l'*exemption* ; ils peuvent motiver la *réforme,* alors même qu'ils sont à leur première période ; ils doivent la motiver lorsqu'ils sont arrivés à la période de ramollissement. (N° 10.)

TUMEURS. 1. Acéphalocystes. — Les tumeurs acéphalocystes motivent l'*exemption* et fréquemment la *réforme*. (N° 242.)

— **2. Blanches**. — **I**. Les tumeurs blanches mettent dans l'*impossibilité absolue* de servir. (N° 53.)

II. Les tumeurs blanches motivent l'*exemption*. Elles n'indiquent la *réforme* que lorsque les ressources thérapeutiques ont été épuisées. (N° 297.)

— **3. De la tête**. — **I**. Toute *tumeur volumineuse* de la tête, qu'elle ait sa racine dans l'épaisseur des parties molles ou dans la paroi osseuse, réclame l'*exemption*. Quand les tumeurs sont petites, on ne doit s'y arrêter qu'autant qu'elles se montrent dans une région où elles seraient comprimées douloureusement par la coiffure, ou qu'elles sont de mauvaise nature, telle qu'une tumeur fongueuse provenant de la dure-mère, après avoir perforé les tables osseuses. Les petites tumeurs bénignes peuvent souvent être enlevées par une opération chirurgicale légère et ne motivent pas toujours l'exemption. Les tumeurs de mauvaise nature, quel que soit leur volume, sont toujours un motif d'*exemption* et, généralement, de *réforme*. (N° 68.)

II. Les *tumeurs bénignes du crâne* qui n'ont d'autre inconvénient que d'apporter une gêne à la coiffure militaire : casque ou shako, sont *compatibles avec le service auxiliaire*. (A. N° 1.)

— **4. De la conjonctive.** — Les tumeurs de la conjonctive seront prises en considération, comme causes d'*exemption*, suivant les troubles qu'elles apporteront dans le fonctionnement oculo-palpébral. (N° 126.)

— **5. De la langue.** — Les *tumeurs* cancéreuses et les ulcères de mauvaise nature sont des motifs d'*exemption et de réforme*. (N° 177.)

— **6. Des paupières.** — Les tumeurs, assez volumineuses pour être gênantes et pour produire une difformité, déterminent l'*inadmissibilité* dans l'armée. (N° 113.)

— **7. De la glande lacrymale.** — Les tumeurs de la glande lacrymale rendent *impropre* au service militaire. (N° 119.)

— **8. Du cou.** — **I**. Le cou peut être le siège de tumeurs diverses : kystes, lipomes, anévrismes, etc., **qui,** soit par leur nature, soit par la gêne qu'elles apportent dans les fonctions, motivent l'*exemption ;* elles déterminent la *réforme* dans les cas où la chirurgie ne peut intervenir. (N° 195.)

II. Les *tumeurs du cou :* le goître, les kystes séreux, les adénites peu développées, qui ne sont une cause de l'exclusion du service armé que par la gêne que produit l'habillement militaire, sont *compatibles avec le service auxiliaire.* (A. N° 16.)

— **9. Du voile du palais.** — Les *tumeurs de la voûte palatine et du voile du palais,* quelle que soit leur nature, déterminent l'*exemption* et même la *réforme,* si la chirurgie ne peut en triompher. (N° 187.)

— **10. Érectiles.** — **I.** Les *tumeurs érectiles* motivent l'*exemption,* lorsqu'elles sont étendues ou quoique médiocrement développées, si elles siègent à la face, ou si leur position les expose à des pressions habituelles. (N° 38.)

II. La face est fréquemment le siège de kystes de diverses natures, de *tumeurs érectiles,* d'exostoses. Ces affections, quand elles sont considérables, entraînent l'*exemption.* Mais, développées chez des militaires, comme plusieurs d'entre elles sont curables, elles ne motiveraient la *réforme* qu'après avoir résisté à un traitement rationnel. (N° 99.)

— **11. Fibro-plastiques.** — Les *tumeurs fibro-plastiques* diffèrent du cancer par leurs éléments anatomiques et la gravité moindre de leur pronostic. Pouvant infecter l'économie tout entière et sujettes à récidiver après leur ablation, ces affections entraînent, comme le cancer, l'*inaptitude au service militaire.* (N° 8.)

— **12. Lacrymales**. — Les *tumeurs lacrymales* qui sont la conséquence de l'oblitération ou de l'obstruction du canal nasal, présentent les mêmes conditions d'*inaptitude* au service. Toutefois, le renvoi de l'examen du sujet à la fin et avant la clôture des opérations du conseil de révision sera demandé dans les cas d'inflammation aiguë du sac lacrymal pouvant se terminer sans laisser de traces. L'admission à la *réforme* doit être réservée aux malades réfractaires à tout traitement. Il est bon de se rappeler qu'il existe quelquefois, à l'angle interne de l'œil, des abcès ou des trajets fistuleux indépendants des voies lacrymales et sans gravité n'exigeant pas l'*exemption*. (N° 121.)

— **13. Osseuses**. — Les os peuvent être, comme les autres tissus, le siège de productions et de *tumeurs diverses* qui rendent *impropre* au service, telles que l'enchondrome, les tumeurs à myéloplaxes, les kystes, les anévrysmes ou les tumeurs érectiles, les ostéosarcomes, etc. (N° 161.)

— **14. Synoviales**. — L'hygroma ou hydropisie des bourses séreuses sous-cutanées, et plus particulièrement celui du genou, peut être assez volumineux pour gêner la marche et entraîner l'*exemption* ; s'il n'a qu'un faible développement, il n'y a pas lieu de s'y arrêter.

Les mêmes considérations s'appliquent aux *tumeurs synoviales* et aux kystes du poignet et du jarret.

Les petits kystes synoviaux, limités aux tendons extenseurs de la main, ne deviennent un empêchement au service militaire que quand ils ont acquis un volume considérable et qu'ils semblent communiquer avec les synoviales articulaires. (N° 299.)

TYMPAN (Perforation de la membrane du). —
La *perforation de la membrane du tympan* sans complication d'otorrhée est *compatible avec le service auxiliaire*. (A. N° 4.)

TYMPANITE. — La *tympanite* est le plus ordinairement d'une courte durée, et, à moins d'être liée à une
affection grave, ne nécessite pas l'*exemption*.

Des *simulateurs*, jouissant de la faculté d'avaler de
l'air, produisent quelquefois une tympanite qui ne
pourrait en imposer qu'à une personne sans expérience.
(N° 238.)

U

ULCÉRATIONS. — **1**. Les engorgements et abcès
ganglionnaires, les *ulcérations* et les cicatrices difformes,
qui sont des manifestations de la scrofule, motivent
l'*exemption* lorsque leur caractère scrofuleux est bien
démontré et que l'étendue et la fragilité des cicatrices
sont considérables. (N° 191.)

2. Les *ulcérations de toute nature*, les dégénérescences
carcinomateuses motivent absolument l'*exclusion* de
l'armée. (N° 211.)

3. Les affections syphilitiques légères de l'anus et du
rectum : *ulcérations*, plaques muqueuses, végétations,
blennorrhagie anale, ne motivent pas l'*exemption*.
(N° 261.)

4. Les *ulcérations* et les végétations syphilitiques, à
l'exception cependant des ulcères phagédéniques qui
auraient détruit une partie notable de la verge, ne réclament ni l'*exemption* ni la *réforme*. (N° 284.)

ULCÈRES. — **1.** Les *ulcères* qui dépendent d'un état diathésique ou d'une mauvaise constitution, et dont l'ancienneté et l'opiniâtreté sont constatées, les *ulcères* des membres inférieurs qui sont entretenus par des varices, motivent l'*exemption* et déterminent la *réforme* s'ils sont rebelles à tout traitement. Les *ulcères* qui sont le résultat de la profession, de la malpropreté ou du manque de soins, guérissent en changeant ces conditions.

Les *ulcères* peuvent être *provoqués* par l'application de substances irritantes. Le plus souvent de date récente, ils sont limités par un cercle enflammé et au delà duquel la peau est saine. Ils diffèrent essentiellement des vieux ulcères, qui sont entourés d'une peau amincie, luisante, violacée ou décollée sur quelques points. Les ulcères provoqués prennent ces derniers caractères en vieillissant, mais on sait que les ulcères chroniques s'observent rarement chez les sujets bien constitués, dont les membres sont sains, qui n'offrent aucune apparence de cachexie ou de diathèse, et qui n'y sont pas exposés par leur profession.

Si l'on suppose la supercherie et qu'il s'agisse d'un militaire, on le mettra dans l'impossibilité de toucher à sa plaie en la recouvrant d'un bandage inamovible ou cacheté, et en la protégeant contre les frottements avec une plaque de carton ou de plomb qu'on ajoutera aux pièces de pansement. (N° 30.)

2. Les *ulcères* siégeant à la *face* entraînent l'*exemption* s'ils sont de nature grave ; ils n'exigent la *réforme* qu'après avoir résisté à un traitement convenable. (N° 100.)

3. Les *ulcères* de la *langue,* de mauvaise nature, sont des motifs d'*exemption* et de *réforme.* (N° 177.)

4. Les *ulcères* de mauvaise nature, du pharynx, motivent l'*exclusion* de l'armée ; les *ulcères syphilitiques*, pouvant se guérir promptement, ne sont des causes d'*exemption* que s'ils s'accompagnent de destruction des parties profondes et s'il doit en résulter des difformités. Dans ces cas, la *réforme* peut aussi être prononcée. (N° 207.)

5. Les *ulcères chroniques* de l'estomac et des intestins sont des affections qui rendent *impropre* au service militaire (N° 241.)

URÈTHRE (Vices de conformation de l'). — L'*urèthre* peut manquer, être imperforé, ou dévié de sa direction normale. On voit quelquefois l'urine venir se faire jour à l'ombilic, dans le rectum, etc. Ces vices de conformation imposent l'*exclusion* du service militaire. (N° 278.)

V. encore : *Épispadias*, page 52.
Hypospadias, page 69.
Fistules uréthrales, page 59.
Corps étrangers, page 33.
Rétrécissements, page 120.

URÉTHRITE. — L'*uréthrite aiguë* ou *chronique* ne constitue jamais un cas d'*exemption* ou de *réforme*. (N° 282.)

V

VARICES. — **1.** Les *varices* peuvent affecter toutes les portions du système veineux, mais elles s'observent principalement aux membres inférieurs. (Voir plus loin dans quelles conditions elles confèrent l'exemption et la réforme.) [N° 39.]

2. Les dilatations ou *varices artérielles*, les anévrysmes, quels qu'en soient la variété et le siège, sont des causes d'*exemption*. Ces affections déterminent la *réforme* si elles sont au-dessus des ressources de l'art. (N° 40.)

3. Les *varices* légères ne constituent pas un motif d'*exemption*. Leur existence chez les jeunes gens, lorsqu'on ne peut l'expliquer par aucune cause locale ou aucune influence professsionnelle, porte à les attribuer à un obstacle au cours du sang, soit par la compression d'une veine exercée par une tumeur, soit par une lésion des organes centraux de la respiration ou de la circulation.

Lorsque la présence des *varices* s'ajoute à d'autres signes, même douteux, d'une des affections précitées, elles motivent l'*exemption*.

Les *varices* se détachant en *paquets noueux* ou s'élevant jusqu'à la cuisse ou jusqu'à l'aine, motivent l'*exemption*.

Les *varices* compliquées d'*ulcères* motivent également l'*exemption*.

Dans les mêmes conditions, cette affection peut être une cause de *réforme*, lorsqu'elle devient une entrave aux obligations du service. (N° 298.)

4. Les *varices*, à moins qu'elles ne soient très étendues, qu'elles ne forment des tumeurs très développées, qu'elles ne produisent de l'œdème ou de l'engourdissement du membre ou qu'elles ne soient disposées à se rompre ou compliquées d'ulcérations, sont *compatibles avec le service auxiliaire*. (A. N° 24.)

VARICOCÈLE. 1. — Le *varicocèle,* constitué par la dilatation des veines du cordon spermatique, n'entraîne l'*impossibilité* de servir qu'autant qu'il est douloureux ou que, par son volume considérable, il détermine une gêne prononcée dans la marche. Le sujet sous les drapeaux ne doit être *réformé* que dans des cas exceptionnels et lorsque tout traitement est resté infructueux. (N° 286.)

2. Le *varicocèle* peu développé, ne diminuant pas l'aptitude au travail, est *compatible avec le service auxiliaire.* (A. N° 22.)

VÉGÉTATIONS SYPHILITIQUES. — **1.** Les affections syphilitiques légères de l'anus et du rectum : ulcérations, plaques muqueuses, *végétations,* blennorrhagie anale, ne motivent pas l'*exemption*. (N° 261.)

2. Les *végétations syphilitiques* ne réclament ni l'*exemption* ni la *réforme.* (N° 284.)

VERTÈBRES (Fractures, luxation des). — Les fractures et les luxations, l'ostéite, la carie des vertèbres, le ramollissement des cartilages intervertébraux, peuvent amener des déformations du rachis, ou gibbosités qui se distinguent par leur forme anguleuse, par l'étendue moins considérable de la courbure anormale. Elles motivent toujours l'*exemption* et souvent la *réforme.* (N° 246.)

VERTIGES ÉPILEPTIFORMES. — Le *vertige épileptiforme* est un accès d'épilepsie incomplet, *incompatible* avec la vie militaire. Il consiste dans une perte subite de connaissance avec insensibilité générale, relâchement musculaire qui entraîne la chute ou seulement la vacillation du tronc. Après la crise, qui est fort courte, le malade reprend ses occupations sans avoir conscience de son état. (N° 77.)

VESSIE (Maladies de la). — **1**. *Vices de conformation*. Les vices de conformation de la vessie : son absence complète, son atrophie, l'extrophie de cet organe, sont autant de motifs *d'inadmissibilité* dans l'armée. (N° 270.)

2. *Lésions traumatiques*. Les plaies, les contusions, les ruptures de la vessie ont une gravité immédiate telle qu'on les rencontre rarement devant un conseil de révision ; cependant, si la guérison semblait devoir se produire sans laisser de traces, *l'admission* pourrait être prononcée. (N° 271.)

3. *Cystites.* — *V*. page 36.

4. *Corps étrangers.* — *V*. page 33.

5. *Calculs vésicaux.* — *V*. page 24.

6. *Hématurie.* — *V*. page 63.

7. *Incontinence d'urine.* — *V*. page 71.

8. *Lésions organiques*. Les lésions organiques de la vessie : polypes, fongus, etc., sont *incompatibles* avec la vie militaire. (N° 274.)

9. *Rétention d'urine.* — *V*. page 119.

VOILE DU PALAIS ET VOUTE PALATINE. (Affections.) — **1**. *Vices de conformation*. Les vices de conformation de la voûte plalatine et du voile du palais : divisions et pertes de substance, qui altèrent la voix et nuisent à la déglutition, motivent *l'exemption* et la *réforme*. Ils peuvent être dissimulés par des pièces prothétiques, dont la présence est facile à reconnaître. (N° 184.)

2. *Adhérences pharyngiennes.* Les adhérences pharyngiennes du voile du palais, offrant les mêmes inconvénients, donnent lieu aux mêmes décisions. (N° 185.)

3. *Paralysie du voile du palais.* La paralysie du voile du palais qui suit la diphtérie, guérit en général promptement et n'est pas un obstacle au service militaire ; mais si elle dépend d'une autre cause et qu'elle nuise à la phonation et à la déglutition, elle entraine l'*exemption*. (N° 186.)

4. *Tumeurs.* Les tumeurs de la voûte palatine et du voile du palais, quelle que soit leur nature, déterminent l'*exemption* et même la *réforme* si la chirurgie ne peut en triompher. (N° 187.)

VOUSSURES DE LA POITRINE. — Les voussures de la poitrine n'ont guère d'importance qu'en raison des affections qui les déterminent et qui entraînent presque toujours la *réforme* et l'*exemption*. (N° 214.)

X

XÉROPHTHALMIE. — A peine est-il besoin de mentionner la xérophthalmie, qui est rare, surtout chez les jeunes gens. (N° 125.)

Y

YEUX (Maladies des). — *V. Acuité visuelle,* page 3.

CONCLUSION

L'instruction qui précède ne saurait être considérée
comme un code de prescriptions absolues ; mais les in-
dications qu'elle présente, combinées judicieusement
avec les résultats de chaque examen individuel, doivent
diriger les médecins et peuvent concourir à éclairer les
membres du conseil chargés de statuer.

Des jeunes gens montrent quelquefois de la répugnance
à subir la visite du médecin. Il suffit d'une apparence
d'appréhensions de la part d'un sujet pour que l'expert
procède à la visite avec encore plus de patience, de dou-
ceur et de bienveillance que de coutume, et avec un re-
doublement de précautions pour mettre les jeunes gens
à l'abri d'une curiosité indiscrète et pour ménager les
légitimes susceptibilités des familles.

Les médecins se pénétreront de ce principe : que
l'expert ne doit pas acquérir pour lui seulement la conviction de l'existence du fait sur lequel son attention est
appelée, mais qu'il doit encore faire partager cette conviction aux conseils et aux assistants. Il convient donc,
chaque fois qu'il y a possibilité de le faire, que le médecin appuie son avis sur une démonstration sensible,
matérielle, évidente, ou qu'il lui donne tous les déve-
loppements propres à le justifier, au lieu de se borner
à une déclaration pure et simple. Les conseils de révi-

sion sont, en général, disposés à accorder l'exemption pour des infirmités visibles ou palpables, quoique souvent légères, et ils se montrent plus rigoureux au sujet d'altérations viscérales qui ne frappent pas leurs sens, et dont il est nécessaire de leur faire apprécier l'importance ou la gravité.

Enfin les médecins assistant les conseils de révision se rappelleront toujours que, dans la mission qu'ils accomplissent, leur savoir et leur honneur sont également engagés.

INDEX ALPHABÉTIQUE

Nancy, imprimerie Berger-Levrault et Cie